Prof. Dr. Dietmar Trenk und Danny Kupka

Fettstoffwechselstörungen

Praxiswissen für die Arzneimitteltherapie

Fettstoffwechselstörungen

Praxiswissen für die Arzneimitteltherapie

von

Prof. Dr. Dietmar Trenk und Danny Kupka

**Vorträge und Arbeitsunterlagen
der Fortbildungsveranstaltungen im Frühjahr 2020
in München, Regensburg, Nürnberg, Augsburg und Würzburg**

Schriftenreihe der Bayerischen Landesapothekerkammer Heft 100

Govi

Bibliografische Information der Deutschen Nationalbibliothek

Die Deutsche Nationalbibliothek verzeichnet diese Publikation in der Deutschen Nationalbibliografie; detaillierte bibliografische Daten sind im Internet über http://dnb.d-nb.de abrufbar.

Wichtiger Hinweis
Medizin als Wissenschaft ist ständig im Fluss. Forschung und klinische Erfahrungen erweitern unsere Kenntnisse, insbesondere was Behandlung und medikamentöse Therapie anbelangt. Soweit in diesem Werk eine Dosierung oder eine Applikation erwähnt wird, darf der Leser zwar darauf vertrauen, dass Autoren, Herausgeber und Verlag größte Mühe darauf verwandt haben, dass diese Angabe genau dem Wissensstand bei Fertigstellung des Werkes entspricht. Dennoch ist jeder Benutzer aufgefordert, die Beipackzettel der verwendeten Präparate zu prüfen, um in eigener Verantwortung festzustellen, ob die dort gegebene Empfehlung für Dosierungen oder die Beachtung von Kontraindikationen gegenüber der Angabe in diesem Buch abweichen. Das gilt besonders bei selten verwendeten oder neu auf den Markt gebrachten Präparaten und bei denjenigen, die von zuständigen Behörden in ihrer Anwendbarkeit eingeschränkt worden sind. Geschützte Handelsnamen (Warenzeichen) wurden nicht besonders kenntlich gemacht. Aus dem Fehlen eines solchen Hinweises kann also nicht geschlossen werden, dass es sich um einen freien Warennamen handelt. Die erwähnten Handelspräparate wurden lediglich beispielhaft beziehungsweise aus didaktischen Überlegungen heraus gewählt.

Produktbezeichnungen und Warenzeichen können warenzeichenrechtlich geschützt sein, auch wenn ein Hinweis auf etwa bestehende Schutzrechte fehlt.

Aus Gründen der besseren Lesbarkeit wird auf die gleichzeitige Verwendung männlicher und weiblicher Sprachformen verzichtet. Sämtliche Personenbezeichnungen gelten gleichermaßen für beiderlei Geschlecht.

ISBN 978-3-7741-1459-3

Avoxa–Mediengruppe Deutscher Apotheker GmbH, Apothekerhaus Eschborn,
Carl-Mannich-Straße 26, 65760 Eschborn
avoxa.de, govi.de

Herausgeber: Bayerische Landesapothekerkammer

Satz: Fotosatz Buck, Kumhausen/Hachelstuhl
Druck: Medienhaus Plump, Rheinbreitbach

Printed in Germany

Vorwort des Herausgebers

Die jährlich veröffentlichen Daten des Statistischen Bundesamtes zeigen, dass kardiovaskuläre Erkrankungen nach wie vor die Liste der häufigsten Todesursachen in Deutschland wie auch in der westlichen Welt anführen. Große Studien haben eine Reihe von Risikofaktoren für die Entwicklung kardiovaskulärer Erkrankungen identifiziert. Zu den beeinflussbaren Risikofaktoren gehören Rauchen, Hypertonie, Diabetes mellitus, Übergewicht und insbesondere Fettstoffwechselstörungen.

Die Beziehung zwischen erhöhtem LDL-Cholesterin (LDL-C) und der Entwicklung einer Arteriosklerose wird aufgrund genetischer und epidemiologischer Untersuchungen sowie klinischen Studien an > 200.000 Patienten mit LDL-C-senkenden Arzneimitteln als kausal gesichert bewertet. Die Senkung von LDL-C reduziert kardiovaskuläre Ereignisse und senkt die Sterblichkeit der Patienten. Die Leitlinien der Europäischen Gesellschaft für Kardiologie geben abhängig vom individuellen Risiko Zielwerte für LDL-C vor. Die Zielwerte werden aber in der Praxis nur bei einem kleinen Teil der Patienten erreicht. Ursächlich hierfür sind Nichtbeachtung der Leitlinien, mangelnde Adhärenz und Unverträglichkeiten.

Bei der Pharmakotherapie steht die Behandlung mit Statinen im Vordergrund. Die Kombination mit dem Resorptionshemmer Ezetimib ist eine Option zur stärkeren Senkung von LDL-C oder bei Statinunverträglichkeit. Die derzeit stärkste LDL-C-Senkung wird durch die Behandlung mit PCSK9-Antikörpern erreicht. Für die Cholesterinwerte gilt »Je niedriger, desto besser«.

Der Stellenwert von Omega-3-Fettsäuren wird nach den überraschend positiven Ergebnissen der REDUCE-IT-Studie mit einem Ethylester der Eicosapentaensäure noch kontrovers diskutiert. Lipoprotein (a) nimmt eine zunehmende Rolle als unabhängiger kardiovaskulärer Risikofaktor ein.

Die Referenten stellen die Pathophysiologie und die Diagnostik von Fettstoffwechselstörungen dar. Unter Bezug auf die aktuellen Leitlinien der Fachgesellschaften sowie aktuellen Studien werden die therapeutischen Optionen mit praktischen Fallbeispielen ergänzt dargestellt. Das soll den Teilnehmern erleichtern diese Themen im Alltag besser anzuwenden. Für die Beratung und die Medikationsanalyse bei Patienten mit Fettstoffwechselstörungen werden wichtige Aspekte zur Pharmakologie der Wirkstoffe und potenzielle Interaktionen besprochen.

Im Namen des Vorstandes und des Fortbildungsausschusses danke ich den beiden Autoren und Vortragenden und wünsche Ihnen, liebe Kolleginnen und Kollegen, eine interessante Lektüre unserer 100. Ausgabe. Mit ihr sind stolze 50 Jahre rot-weiße Schriftenreihe ins Land gezogen.

Mit kollegialen Grüßen
Ihr Thomas Benkert
Präsident der Bayerischen Landesapothekerkammer

Vorwort der Autoren

Die 100. Jubiläumsausgabe der Schriftenreihe der Bayerischen Landesapothekerkammer widmet sich dem Thema Fettstoffwechselstörungen (Dyslipidämien). Kardiovaskuläre Erkrankungen sind immer noch Todesursache Nummer 1 nicht nur in Deutschland (Statistisches Bundesamt 2018), sondern in allen Industrienationen. Im Mittelpunkt der therapeutischen Bestrebungen steht dabei in den aktuellen nationalen und internationalen Leitlinien der medizinischen Fachgesellschaften die konsequente Senkung des LDL-Cholesterins, da durch diese eine signifikante Verbesserung der Prognose der Patienten nachgewiesen werden konnte. Die in Laienmedien immer wieder bestrittene Bedeutung von erhöhtem Cholesterin und der Entwicklung einer Arteriosklerose wird in Fachkreisen aufgrund großer genetischer, epidemiologischer und therapeutischer Studien als kausal gesichert gewertet. Die rasante Entwicklung neuer therapeutischer Ansätze, die bereits für die Therapie zur Verfügung stehen, oder zurzeit noch in der Phase III der Klinischen Prüfung untersucht werden, hat vielversprechende neue, sehr wirkungsvolle Arzneistoffe hervorgebracht, um den Fettstoffwechsel bei Patienten noch stärker positiv zu beeinflussen. Ziel dieses Bandes ist es, die etablierten Therapeutika und die Neuerungen zusammenfassend darzustellen. Dazu sind die Informationen, Erfahrungen und aktuellen Studiendaten für die Therapie von Fettstoffwechselstörungen in diesem Buch zusammengetragen, um auf dem Boden der aktuellen Leitlinien der Fachgesellschaften einen Eindruck zur individuellen Lipidsenkung bei häufigen Krankheitsbildern zu vermitteln.

Die Autoren sind an universitären, kardiovaskulären Schwerpunktzentren im Bereich der Klinischen Pharmakologie bzw. Kardiologie beschäftigt. Dietmar Trenk ist in der klinischen Pharmakologie am Universitäts-Herzzentrum Freiburg-Bad Krozingen tätig. Danny Kupka arbeitet in der Kardiologie des Klinikums der Universität München. Die Autoren sind häufig entweder beratend bzw. im direkten Patientenkontakt mit Fragen der Beeinflussung von Fettstoffwechselstörungen konfrontiert. Ziel dieses Bandes ist, dazu beizutragen, die Kompetenz der Apothekerin/des Apothekers im Kontakt mit den medizinischen Fachkreisen und insbesondere im Beratungsgespräch mit PatientInnen mit Fettstoffwechselstörungen zu stärken.

Dietmar Trenk und Danny Kupka
Frühjahr 2020

Inhaltsverzeichnis

Vorwort des Herausgebers 5

Vorwort der Autoren 6

1. Einleitung 11
1.1 Diagnostik 11

2. Arteriosklerose 12
2.1 Genetik 12
2.2 Epidemiologische und genetische Aspekte der Arteriosklerose 14
2.3 Abschätzung des kardiovaskulären Risikos 16

3. Die 2019er ESC/EAS Leitlinie zum Management von Dyslipidämien; Lipid-Modifikation zur Reduktion des kardiovaskulären Risikos im Überblick 19
3.1 Kardiovaskuläre Risikokategorien 19
3.2 Therapieziele 21
3.3 Die neuen Zielwerte für LDL-Cholesterin 24

4. Lipide und Lipoproteine 25
4.1 Physiologie der Lipide 25
4.2 Lipide und Lipoproteine in der Arteriosklerose 27
4.2.1 Triglyceridreiche Lipoproteine und das Risiko von Arteriosklerose 27
4.2.2 Low Density Lipoprotein Cholesterol und das Risiko von Arteriosklerose 27
4.2.3 High Density Lipoprotein Cholesterol und das Risiko von Arteriosklerose 27
4.2.4 Lipoprotein(a) und das Risiko von Arteriosklerose 27

5. Labordiagnostische Aspekte 28
5.1 Präanalytik 28
5.2 Lipide und Lipoproteine 28
5.3 Lipid- und Lipoproteinmessungen zur Schätzung des arteriosklerotischen Risikos 29

6. Lifestyle und Diätetik bei Dyslipidämien 30

7. Pharmakologische Therapie von Dyslipidämien 33
7.1 HMG-CoA-Reduktase-Hemmer (Statine) 33
7.1.1 Klinische Wirksamkeit 35
7.1.2 Unterschiede in der Wirksamkeit zwischen den Statinen 37
7.1.3 Einfluss von Statinen auf Lipidparameter und Verträglichkeit 38
7.1.4 Pharmakokinetik der Statine 39
7.2 Cholesterin-Resorptionshemmer 42
7.2.1 Klinische Wirksamkeit 42
7.2.2 Einfluss von Ezetimib auf Lipidparameter und Verträglichkeit 43
7.2.3 Pharmakokinetik von Ezetimib 44

7.3 Ionenaustauscher ... 44
7.3.1 Klinische Wirksamkeit ... 44
7.3.2 Einfluss von Ionenaustauschern auf Lipidparameter und Verträglichkeit ... 45
7.4 Proprotein Convertase Subtilisin/Kexin Typ 9 (PCSK9) Inhibitoren ... 45
7.4.1 Klinische Wirksamkeit ... 47
7.4.2 Einfluss von PCSK9-Antikörpern auf Lipidparameter und Verträglichkeit ... 49
7.4.3 Anwendung/Verordnung von PCSK9-Antikörpern in der Praxis ... 50
7.5 Bempedoinsäure ... 51
7.5.1 Klinische Wirksamkeit ... 52
7.5.2 Einfluss von Bempedoinsäure auf Lipidparameter und Verträglichkeit 53
7.6 Fibrate ... 54
7.6.1 Klinische Wirksamkeit ... 54
7.6.2 Einfluss von Fibraten auf Lipidparameter und Verträglichkeit ... 54
7.7 Omega-3-Fettsäuren ... 55
7.7.1 Klinische Wirksamkeit ... 55
7.7.2 Einfluss von Omega-3-Fettsäuren auf Lipidparameter und Verträglichkeit ... 56
7.8 Lipidapherese ... 56
7.8.1 Klinische Wirksamkeit ... 57
7.8.2 Einfluss der Lipidapherese auf Lipidparameter und Verträglichkeit ... 58
7.9 Ausblick auf neue Therapieprinzipien in klinischer Entwicklung ... 58
7.9.1 Inclisiran zur Senkung von PCSK9 durch siRNA-Interferenz ... 58
7.9.2 Impfung gegen PCSK9 ... 59
7.9.3 Lipoprotein(a) als Risikofaktor ... 59
7.9.3.1 Therapeutische Ansätze zur Senkung von Lipoprotein(a) ... 60
7.9.3.2 Antisense-Oligonukleotide (ASOs) zur Senkung von Lipoprotein(a) ... 61

8. Statin-assoziierte Muskel-Symptome (SAMS) ... 63

9. Adhärenz ... 66

10. Therapiestrategien in verschiedenen klinischen Situationen ... 68
10.1 Familiäre Dyslipidämien ... 68
10.1.1 Familiäre kombinierte Hyperlipidämie (FCHL) ... 68
10.1.2 Familiäre Hypercholesterinämie (FH) ... 69
10.1.2.1 Heterozygote familiäre Hypercholesterinämie ... 69
10.1.2.2 Homozygote familiäre Hypercholesterinämie ... 70
10.1.2.3 Familiäre Hypercholesterinämie bei Kindern ... 70
10.1.3 Familiäre Dysbetalipoproteinämie ... 70
10.1.4 Genetische Veränderungen bei der Hypertriglyceridämie ... 71
10.1.5 Andere genetische Erkrankungen des Lipoproteinmetabolismus ... 71
10.2 Frauen ... 72
10.3 Ältere ... 72
10.3.1 Statine in der Primär- und Sekundärprävention ... 72
10.3.2 Nebenwirkungen, Interaktionen und Medikationsadhärenz ... 73

10.4 Diabetiker und Patienten mit Metabolischem Syndrom ... 73
10.4.1 Spezielle Aspekte der Dyslipidämie bei Diabetes mellitus Typ II ... 73
10.4.2 Evidenz einer lipidsenkenden Therapie ... 73
10.4.2.1 Low density Lipoprotein Cholesterin ... 73
10.4.2.2 Triglyceride und high density Lipoprotein Cholesterin ... 74
10.4.2.3 Typ I Diabetiker ... 74
10.5 Patienten mit koronarer Herzerkrankung und akutem Koronarsyndrom ... 75
10.5.1 Lipidsenkende Therapie der Patienten mit akutem Koronarsyndrom ... 75
10.5.2 Ezetimib bei Patienten mit koronarer Herzerkrankung ... 75
10.5.3 PCSK9-Inhibitoren bei Patienten mit koronarer Herzerkrankung ... 76
10.5.4 Ungesättigte Fettsäuren bei Patienten mit koronarer Herzerkrankung ... 76
10.5.5 Cholesterylester-Transferprotein (CEPT) Inhibitoren bei Patienten mit koronarer Herzerkrankung ... 76
10.5.6 Lipidsenkende Therapie bei Patienten zur Koronarintervention ... 76
10.6 Periphere arterielle Verschlusskrankheit ... 76
10.7 Schlaganfall ... 77
10.8 Herzschwäche ... 78
10.9 Patienten mit Herzklappenerkrankungen ... 78
10.10 Chronische Niereninsuffizienz ... 78
10.11 Transplantation ... 79
10.12 Andere Populationen ... 79

11. Arteriosklerose und Inflammation ... 80

12. Arteriosklerose und klonale Hämatopoese ... 82

13. Monitoring der lipidsenkenden Therapie ... 83

14. Ausblick ... 84

Literatur ... 85

Stichwortverzeichnis ... 101

1. Einleitung

Vor 59 Jahren entdeckte die sogenannte FRAMINGHAM-Studie Cholesterin als einen der wesentlichen Risikofaktoren für Koronare Herzerkrankung [1]. Diese Beobachtung konnte seither durch eine Vielzahl klinischer Studien bestätigt werden, sodass LDL-Cholesterin (LDL-C) nun als ein wesentlicher Faktor arteriosklerotischer Erkrankungen anerkannt ist. Das bedingt, dass die medikamentöse Reduktion des Serumcholesterins eine wesentliche Bedeutung in der Reduktion kardiovaskulärer Ereignisse spielt [2, 3]. Eine Vielzahl molekularbiologischer Targets wurde identifiziert [4]. Nun konnten in den letzten 25 Jahren eine Vielzahl von Inhibitoren entwickelt bzw. getestet werden, die in großangelegten randomisierten Studien eine signifikante Reduktion kardiovaskulärer Endpunkte wie Schlaganfall und Herzinfarkt erreichten [5].

1.1 Diagnostik

Auch im Bereich der Genetik haben sich seit der Entdeckung des Cholesterols substanzielle Fortschritte ergeben [6]. Die Familiäre Hypercholesterinämie ist eine genetisch bedingte Erkrankung, die zu einer vorzeitigen arteriosklerotischen Herz-Kreislauf-Erkrankung führt, wenn das LDL-Cholesterin (LDL-C) lebenslang erhöht ist und hat eine geschätzte Prävalenz von geschätzt 1:250. Unbehandelte männliche Probanden haben ein 50 %-iges Risiko für ein tödliches oder nicht-tödliches koronares Ereignis im Alter von 50 Jahren, und unbehandelte weibliche Probanden haben ein 30 %-iges Risiko im Alter von 60 Jahren. Daher hat eine frühzeitige pharmakologische Intervention eine wesentliche Bedeutung in der Therapie solcher genetischen Erkrankungen.

Zukünftig wird sicherlich ein zusätzlicher Fokus auf Präzisionslipidologie gelegt, in der genetische, klinische und patientenimmanente Eigenschaften zur individualisierten Therapieentscheidung zurate gezogen werden.

In diesem Buch werden wesentliche Aspekte der Arterioskleroseentstehung beschrieben. Es werden labordiagnostische Parameter und die korrekte Präanalytik der Laborproben dargelegt. Der Hauptteil des Buches wird eine Übersicht der wichtigen zugelassenen bzw. in klinischer Prüfung befindlicher neuer Arzneistoffe in der Behandlung der Hyperlipidämie geben und ihren Einsatz in verschiedenen klinischen Situationen erörtern.

2. Arteriosklerose

2.1 Genetik

Die angeborenen Störungen des Fettstoffwechsels werden durch eine breite Palette von Varianten in Genen für Rezeptoren, Apolipoproteinen, Enzymen, Transferfaktoren und zellulären Cholesterintransporter verursacht. Klinisch die größte Bedeutung haben die autosomal-dominante familiäre Hypercholesterinämie (FH) und die familiäre kombinierte Hyperlipoproteinämie (FKHL). Die FH ist definiert als eine Störung im Abbau von LDL-Cholesterin und hat eine Prävalenz von 1:250, wobei genaue Zahlen für Deutschland nicht vorliegen. Bei 93 % der Betroffenen liegen die verantwortlichen Mutationen im Gen des LDL (»low-density lipoprotein«)-Rezeptors (LDL-R), die zu einer verminderten Aufnahme von LDL-C in die Zelle führt. Bei 5 % findet man Mutationen der rezeptorbindenden Domäne des Apolipoproteins B-100 (APOB-100), wodurch LDL-C von den Rezeptoren nicht erkannt wird und deshalb nicht in die Zelle aufgenommen werden kann. Bei 2 % liegen »Gain-of-function«-Mutationen von PCSK9 (»proprotein convertase subtilisin/kexin type 9«) vor, die zu einem schnelleren Abbau von LDL-R führen. Neuerdings werden auch Mutationen von STAP-1 (»signal transducing adaptor family member 1«) als Ursache einer FH diskutiert [7].

Die FH führt meist zu frühzeitiger Arteriosklerose. Die Hyperlipidämien stellen damit die häufigsten im Erbgut vorherbestimmen (hereditären) Erkrankungen (Erbkrankheiten) des Menschen dar. Eine heterozygote FH bewirkt, dass sich bei 9 von 10 der betroffenen Männer und bei 4 von 10 Frauen frühzeitig (d. h. noch vor dem 60. Lebensjahr) eine koronare Herzkrankheit manifestiert. Im Durchschnitt verkürzt sich die Lebenserwartung der Betroffenen um 15–20 Jahre (auf ca. 60 Lebensjahre [durchschnittliche Lebenserwartung Stand 2015 in Deutschland: Männer 77,4 Jahre, Frauen 82,8 Jahre]). Das LDL-C ist mit 190–350 mg/dL etwa 2-fach und mehr erhöht. Patienten mit homozygoter FH haben in der Regel ein LDL-C von 600 bis 1000 mg/dL und mehr. Eine koronare Herzkrankheit manifestiert sich häufig bereits beim Jugendlichen. Die Diagnose kann nur molekulargenetisch sichergestellt werden, wobei der Nachweis der verantwortlichen genetischen Variante bei mehr als 70 % der Fälle gelingt [8]. Die Indikation für eine genetische Untersuchung kann mit dem Score-Schema des Dutch Lipid Clinics Network gestellt werden:

Tab. 1: FH-Score – Punkteschema des Dutch Lipid Clinics Network [9, 10] zur klinischen Abschätzung der Wahrscheinlichkeit einer autosomal-dominanten familiären Hypercholesterinämie

Kriterium	**Punkte**
Familienanamnese	
Verwandter 1. Grades mit frühzeitigen kardiovaskulären Ereignissen oder LDL-C > 95. Perzentile	**1**
Verwandter 1. Grades mit Xanthomen oder Arcus lipoides oder Kinder < 18 Jahren mit LDL-C > 95. Perzentile	**2**
Anamnese	
Frühzeitige KHK	**2**
Frühzeitige zerebrovaskuläre Erkrankung, periphere arterielle Verschlusskrankheit	**1**
Körperliche Untersuchung	
Sehnenxanthome	**6**
Arcus lipoides (< 45 Jahre)	**4**
LDL-Cholesterin	
> 325 mg/dL (> 8,5 mmol/L) 251–325 mg/dL (6,5–8,5 mmol/L) 191–250 mg/dL (5,0–6,4 mmol/L) 155–190 mg/dL (4,0–4,9 mmol/L) < 155 mg/dL (< 4,0 mmol/L)	**8** **5** **3** **1** **0**
Genetik	
Mutationsnachweis	**8**

Abkürzungen
LDL-C – »Low-density lipoprotein«-Cholesterin,
KHK – koronare Herzkrankheit

Für die Berechnung des Scores werden die maximalen Punktzahlen aus jeder der Kategorien »Familienanamnese«, »Anamnese«, »Körperliche Untersuchung«, »LDL-Cholesterin« und »Genetik« zusammengezählt.
Die Berechnung des Scores kann online vorgenommen werden, siehe https://www.dach-praevention.eu/fh-score/ oder http://www.fhscore.eu

Der Nachweis von Mutationen an LDL-R, APOB oder PCSK9 ist unabhängig vom Serumwert für LDL-Cholesterin ein Indikator für ein extrem hohes kardiovaskuläres Risiko.

Die familiäre kombinierte Hyperlipoproteinämie (FKHL) ist ebenfalls häufig (1:100) und kommt bei etwa 10 % der Patienten mit frühem Myokardinfarkt vor. Sie entsteht durch Kombinationen von häufigen genetischen Varianten mit Wirkungen auf Triglyceride und LDL-Cholesterin. Weitere monogene Hyperlipoproteinämien

(HLP) betreffen den Abbau der Chylomikronen (familiäre Chylomikronämie) oder der »remnants« triglyzeridreicher Lipoproteine (Typ-III Hyperlipoproteinämie). Im Stoffwechsel der HDL sind viele erbliche Störungen bekannt. Die atherogene Wirkung dieser Defekte ist unterschiedlich.

Nicht bei allen Patienten, die aufgrund der klinischen Kriterien eine mögliche oder wahrscheinliche FH haben, lassen sich Mutationen der typischen Gene für FH nachweisen. Gelingt der Nachweis von Mutationen in den Genen für LDL-R, APOB oder PCSK9 bei Patienten mit den klinischen Merkmalen einer FH nicht, handelt es sich nicht um eine autosomal-dominante FH, sondern in 90 % der Fälle um eine polygene Hypercholesterinämie [11–13]. Sie entsteht durch Zusammenwirken von Mutationen oder Polymorphismen (Allelfrequenzen > 1 %), die für sich allein genommen das LDL-C nur wenig erhöhen, aber in der Summe einen großen Effekt haben können.

2.2 Epidemiologische und genetische Aspekte der Arteriosklerose

Die jährlich veröffentlichen Daten des Statistischen Bundesamtes zeigen, dass kardiovaskuläre Erkrankungen nach wie vor die Liste der häufigsten Todesursachen in Deutschland wie auch in der westlichen Welt anführen. Etwa zwei von fünf Menschen sterben hierzulande an den Folgen einer Herz-Kreislauf-Erkrankung, wobei die chronisch-ischämische Herzkrankheit und der akute Myokardinfarkt die ersten Plätze einnehmen und auch der ischämische Schlaganfall an vorderer Stelle zu finden ist.

Große Studien haben eine Reihe von Risikofaktoren für die Entwicklung kardiovaskulärer Erkrankungen identifiziert. In einer Analyse bei 1.462.168 US-Amerikanern (Alter im Mittel 50 ± 7 Jahre; 71,5 % Männer), die einen ersten Myokardinfarkt im Alter zwischen 18 und 59 Jahren erlitten haben, wurden die vorliegenden modifizierbaren Risikofaktoren analysiert [14]. Bei den beeinflussbaren Risikofaktoren liegen Fettstoffwechselstörungen (bei 58 % der Männer, 52 % der Frauen) vorne. Weitere häufige Risikofaktoren sind Hypertonie (57 % / 61 %), Rauchen (54 % / 50 %), Diabetes mellitus (25 % / 34 %), Übergewicht (16 % / 23 %) sowie Drogenmissbrauch (6 % / 5 %). In der Kohorte lag bei 91,7 % der Patienten zumindest einer der genannten Risikofaktoren vor. In populationsbasierten Untersuchungen wurde gezeigt, dass die Modifikation dieser Risikofaktoren die Inzidenz von kardiovaskulären Erkrankungen wie z. B. der koronaren Herzkrankheit senken kann, und dass die Korrektur von Fettstoffwechselstörungen einen wesentlichen Beitrag zur Verbesserung der Prognose liefert.

In einem Consensus-Papier haben namhafte Autoren der Europäischen Arteriosklerose Gesellschaft die Evidenz dafür zusammengetragen, dass die Assoziation zwischen LDL-Cholesterin und einer durch Arteriosklerose bedingten kardiovaskulären Erkrankung (atherosclerotic cardiovascular disease – ASCVD) die Kriterien der Kausalität erfüllt [15]. Hierzu wurde die Evidenz aus genetischen Studien, aus prospektiven epidemiologischen Kohortenstudien, aus Mendelschen Randomisierungsstudien und aus den randomisierten klinischen Studien mit LDL-Cholesterinsenkenden Therapien ausgewertet. In den klinischen Studien wird die Belastung (burden) üblicherweise durch die Messung von LDL-Cholesterin im Plasma erfasst. Genetische Mutationen, die eine verminderte Funktion der hepatischen LDL-Rezeptoren zur Folge haben, bewirken eine Dosis-abhängige Zunahme des Risikos für durch Arteriosklerose bedingte kardiovaskuläre Erkrankung. Mutationen, die zu einem erniedrigten LDL-Cholesterin führen, haben einen inversen Effekt – ein erniedrigtes ASCVD-Risiko. Getrennte Metaanalysen von über 200 prospektiven Kohortenstudien, Mendelschen Randomisierungsstudien und randomisierten klinischen Studien umfassen mehr als 2 Millionen Personen/Patienten mit einer Nachbeobachtungszeit von über 20 Millionen Personenjahren. In dieser Zeit sind bei den Studienteilnehmern mehr als 150.000 kardiovaskuläre Ereignisse aufgetreten und erfasst worden. Wie in der Abbildung 1 gezeigt, besteht eine konsistente Dosis-abhängige log-lineare Assoziation zwischen dem Ausmaß der Exposition des Gefäßsystems gegenüber LDL-Cholesterin und dem Risiko für eine durch Arteriosklerose bedingte kardiovaskuläre Erkrankung. Die Steigung der Assoziationsgeraden wird durch die Dauer der Exposition beeinflusst (Abb. 1). Die Unterschiede in der Nachbeobachtungsdauer (im Mittel 5 Jahre bei randomisierten kontrollierten Studien, 12 Jahre bei prospektiven Kohortenstudien bzw. 52 Jahren bei Mendelschen randomisierten Studien) bedingen die zunehmende Steilheit der Assoziationsgeraden, die impliziert, dass LDL-Cholesterin sowohl einen kausalen als auch einen kumulativen Effekt hinsichtlich des Risikos kardiovaskulärer Erkrankungen hat.

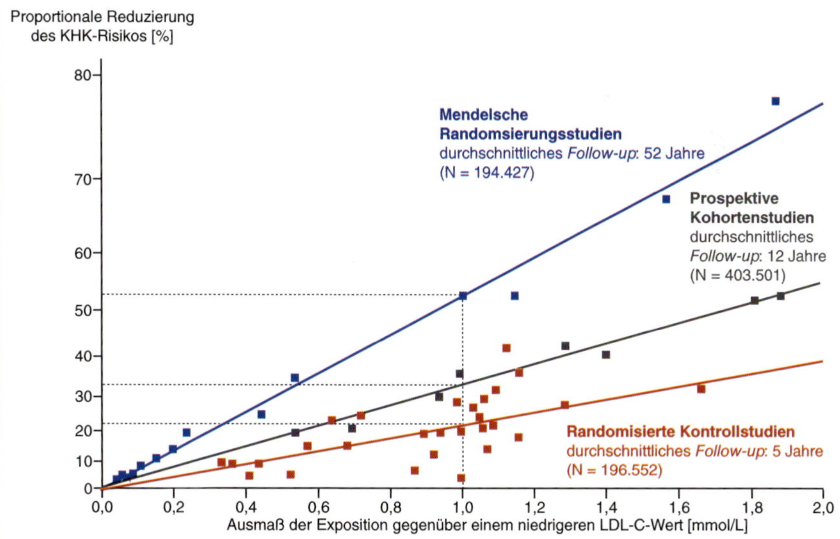

Abb. 1: Log-lineare Assoziation pro Einheit Änderung in LDL-Cholesterin und dem Risiko kardiovaskulärer Erkrankungen aus Metaanalysen Mendelscher Randomisierungsstudien, prospektiver epidemiologischer Kohortenstudien und randomisierter Arzneimittelstudien (aus [16] modifiziert von [15]).

Sowohl die genetischen Studien als auch die randomisierten Interventionsstudien zeigen konsistent, dass jeglicher Mechanismus, der LDL-Cholesterin senkt, das Risiko für die Entwicklung einer durch Arteriosklerose bedingten kardiovaskulären Erkrankung reduziert. Das Ausmaß der Risikominderung wird determiniert von der absoluten Reduktion des LDL-Cholesterins sowie der kumulativen Dauer der Exposition (d. h. der Dauer der Absenkung von LDL-Cholesterin). Natürlich muss die erreichte Reduktion von LDL-Cholesterin konkordant mit der Reduktion der Anzahl der LDL-Partikel sein und darf nicht mit ungünstigen oder schädlichen Off-Target-Effekten einhergehen.

2.3 Abschätzung des kardiovaskulären Risikos

Alle publizierten Leitlinien zur Prävention durch Arteriosklerose bedingten kardiovaskulären Erkrankungen (ASCVD) empfehlen für die klinische Praxis die Ermittlung/Abschätzung des Gesamtrisikos für kardiovaskuläre Erkrankungen. Patienten/Personen mit dokumentierter ASCVD, Diabetes mellitus Typ I oder Typ II, sehr hohen individuellen Risikofaktoren oder chronischer Nierenerkrankung haben ein sehr hohes oder zumindest hohes kardiovaskuläres Risiko. Für diese sind keine Modelle oder Algorithmen zur Abschätzung des Risikos erforderlich, es müssen vielmehr alle Risikofaktoren behandelt werden. Für andere, scheinbar gesunde Personen sind Algorithmen zur Abschätzung des Risikos indiziert. Die Europäische Gesellschaft für Kardiologie schlägt hierfür das SCORE-System vor, mit dem sich das 10-Jahres-Risiko für eine tödliche kardiovaskuläre Erkrankung abschätzen lässt [17]. Das SCORE-System wurde für die Länder in Europa rekalibriert, wobei Deutschland zu den Niedrig-Risiko-Regionen gezählt wird. Ausgehend vom Geschlecht, dem Raucherstatus, dem Lebensalter sowie Gesamtcholesterin und systolischem Blutdruck kann das 10-Jahres-Risiko einer tödlichen kardiovaskulären Erkrankung abgeschätzt werden (Abb. 2):

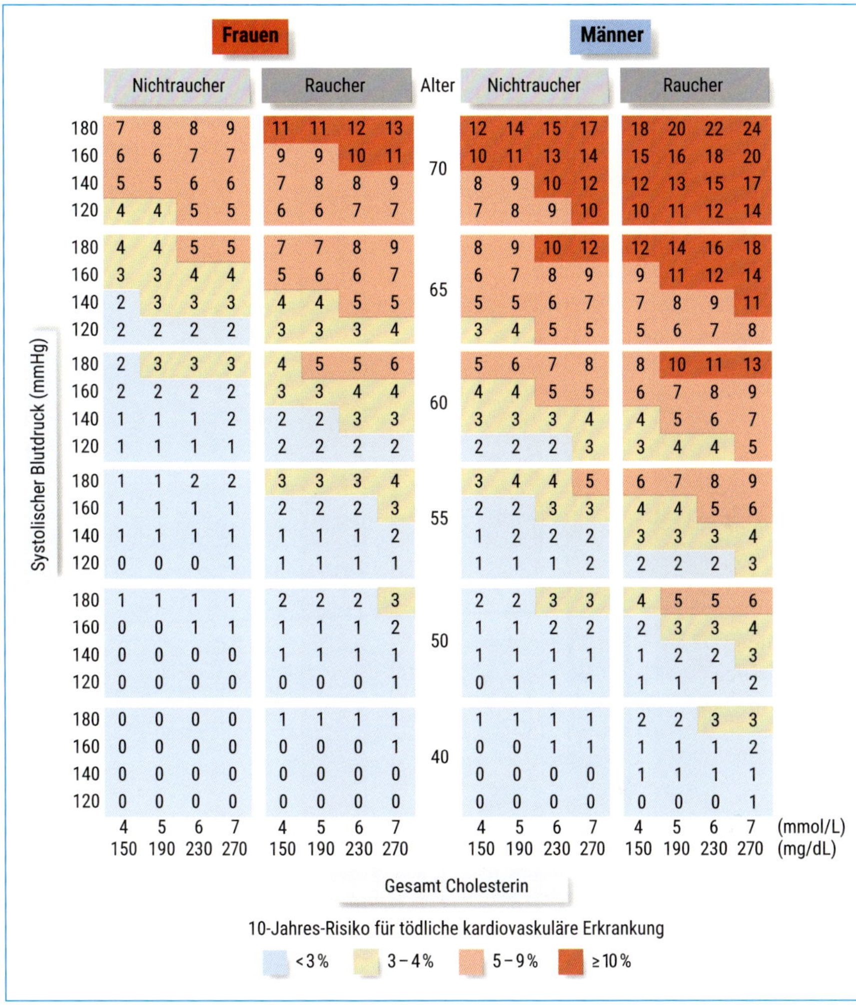

Abb. 2: Systematic Coronary Risk Estimation (SCORE) Chart für die europäische Bevölkerung mit niedrigem Risiko für kardiovaskuläre Erkrankungen zur Ermittlung des 10-Jahres-Risikos für eine tödliche kardiovaskuläre Erkrankung. Um das Gesamtrisiko (tödliche + nicht-tödliche) kardiovaskuläre Erkrankung abzuschätzen, werden die Werte für Männer mit dem Faktor 3 und für Frauen mit dem Faktor 4 multipliziert. Das Gesamtrisiko wird bei Älteren etwas überschätzt.

Nach der Ermittlung des 10-Jahres-Risikos kann anhand der Tabelle 2 die Interventionsstrategie unter Berücksichtigung des unbehandelten LDL-Cholesterin-Werts abgeleitet werden:

Tab. 2: Interventionsstrategie als Funktion des kardiovaskulären Gesamtrisikos und der unbehandelten LDL-Cholesterin-Werte (modifiziert nach [17])

	Gesamt kardio-vaskuläres Risiko (SCORE) %	LDL-Cholesterin Werte					
		< 55 mg/dL < 1,4 mmol/L	**55 bis < 70 mg/dL 1,4 bis < 1,8 mmol/L**	**70 bis < 100 mg/dL 1,8 bis < 2,6 mmol/L**	**100 bis < 116 mg/dL 2,6 bis < 3,0 mmol/L**	**116 bis < 190 mg/dL 3,0 bis < 4,9 mmol/L**	**≥ 190 mg/dL ≥ 4,9 mmol/L**
Primärprävention	< 1 Niedriges Risiko	Lebenstil-Beratung	Lebenstil-Beratung	Lebenstil-Beratung	Lebenstil-Beratung	Lebensstil-Intervention, AM-Therapie erwägen, wenn unkontrolliert	Lebensstil-Intervention und begleitende AM-Therapie
	Class[a]/Level[b]	I/C	I/C	I/C	I/C	IIa/A	IIa/A
	≥ 1 bis < 5 oder moderates Risiko	Lebenstil-Beratung	Lebenstil-Beratung	Lebenstil-Beratung	Lebensstil-Intervention, AM-Therapie erwägen, wenn unkontrolliert	Lebensstil-Intervention, AM-Therapie erwägen, wenn unkontrolliert	Lebensstil-Intervention und begleitende AM-Therapie
	Class[a]/Level[b]	I/C	I/C	IIa/A	IIa/A	IIa/A	IIa/A
	≥ 5 bis < 10 oder hohes Risiko	Lebenstil-Beratung	Lebenstil-Beratung	Lebensstil-Intervention, AM-Therapie erwägen, wenn unkontrolliert	Lebensstil-Intervention und begleitende AM-Therapie	Lebensstil-Intervention und begleitende AM-Therapie	Lebensstil-Intervention und begleitende AM-Therapie
	Class[a]/Level[b]	IIa/A	IIa/A	I/A	I/A	I/A	I/A
	≥ 10 oder sehr hohes Risiko wg. Risikokonstell.	Lebenstil-Beratung	Lebensstil-Intervention, AM-Therapie erwägen, wenn unkontrolliert	Lebensstil-Intervention und begleitende AM-Therapie	Lebensstil-Intervention und begleitende AM-Therapie	Lebensstil-Intervention und begleitende AM-Therapie	Lebensstil-Intervention und begleitende AM-Therapie
	Class[a]/Level[b]	IIa/B	IIa/A	I/A	I/A	I/A	I/A
Sekundär-prävention	Sehr hohes Risiko	Lebensstil-Intervention, AM-Therapie erwägen, wenn unkontrolliert	Lebensstil-Intervention und begleitende AM-Therapie	Lebensstil-Intervention und begleitende AM-Therapie	Lebensstil-Intervention und begleitende AM-Therapie	Lebensstil-Intervention und begleitende AM-Therapie	Lebensstil-Intervention und begleitende AM-Therapie
	Class[a]/Level[b]	IIa/A	I/A	I/A	I/A	I/A	I/A

Legende: SCORE = Systematic Coronary Risk Estimation; [a]Class – Empfehlungsgrad; [b]Level – Evidenzgrad; AM-Therapie – Arzneimitteltherapie

3. Die 2019er ESC/EAS Leitlinie zum Management von Dyslipidämien; Lipid-Modifikation zur Reduktion des kardiovaskulären Risikos im Überblick

Nur drei Jahre nach der Veröffentlichung der Leitlinie zur Diagnostik und Therapie von Dyslipidämien hat die European Society of Cardiology (ESC) in Zusammenarbeit mit der European Atherosclerosis Society (EAS) eine überarbeitete Version der Leitlinie beim Jahreskongress der ESC im August 2019 in Paris vorgestellt und zeitgleich im European Heart Journal veröffentlicht [17].

3.1 Kardiovaskuläre Risikokategorien

Grundlage zur Entscheidung für Art und Intensität der Intervention ist die Beurteilung des individuellen kardiovaskulären Risikos. Dies erfolgt zum einen anhand von stattgehabten klinischen Ereignissen bzw. Begleiterkrankungen. Daneben wird die Bedeutung bildgebender Verfahren deutlich aufgewertet. Bei Patienten mit blander klinischer Anamnese wird die Berechnung des kardiovaskulären Grundrisikos über das SCORE (Systematic Coronary Risk Estimation) System empfohlen. Damit lässt sich ausgehend von Alter (jetzt bis zum 70. Lebensjahr), Geschlecht, systolischem Blutdruck, Gesamtcholesterin und Raucherstatus das 10-Jahres-Risiko für ein tödliches kardiovaskuläres Ereignis abschätzen. Hierbei ist zu berücksichtigen, dass Deutschland als Region mit niedrigem Risiko innerhalb Europas bewertet wird und deshalb die entsprechende Score-Tabelle (Abb. 2) angewendet werden muss. Die Berechnung ist auch online im Internet möglich (http://www.heartscore.org/en_GB/ access).

Aufgrund des Assessments werden die Patienten dann wie seither in vier Risikokategorien gemäß Abb. 3 eingeteilt:

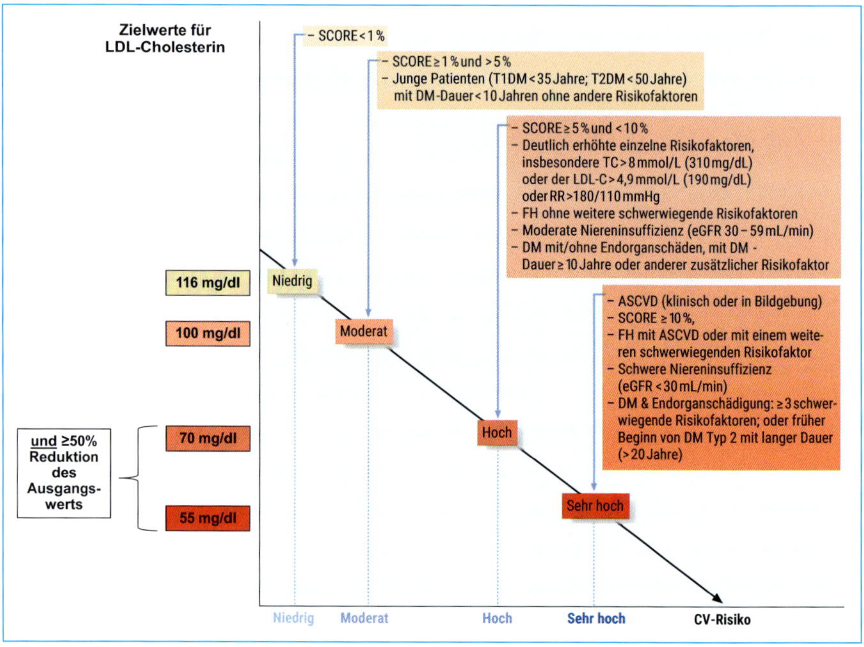

Abb. 3: Definition der vier kardiovaskulären Risiko-Kategorien und der Behandlungsziele für LDL-Cholesterin (modifiziert nach [17])
Legende: ASCVD – Arteriosklerose-bedingte kardiovaskuläre Erkrankung · T1 DM = Typ I Diabetes mellitus · T2 DM = Typ II Diabetes mellitus · FH – Familiäre Hypercholesterinämie · TC – Gesamtcholesterin

Patienten mit einer heterozygoten familiären Hypercholesterinämie (FH) ohne weitere Risikofaktoren wird nunmehr ein hohes Risiko zugeschrieben. Liegen neben der FH begleitend andere Risikofaktoren vor, sind die Patienten auch in der Primärprävention in der höchsten Risikokategorie. Für Patienten mit Diabetes mellitus gehen neben dem Vorliegen von Endorganschäden jetzt stärker die Dauer bzw. der Zeitpunkt der Diagnosestellung in die Risikostratifizierung ein.

Nicht invasive bildgebende Verfahren (Calcium-Score mittels CT, Koronar-CT, Ultraschall der Carotiden bzw. Arteria femoralis zum Nachweis arteriosklerotischer Plaques) sollen bei Patienten mit niedrigem oder moderatem Risiko als Risikomodifikatoren mit herangezogen werden.

3.2 Therapieziele

Für die Steuerung der lipidsenkenden Therapie ist die Quantifizierung von LDL-Cholesterin weiterhin von zentraler Bedeutung. Die Zielwerte für LDL-Cholesterin für Patienten in den Risikokategorien sehr hoch, hoch und moderat wurden in den neuen Leitlinien deutlich abgesenkt (Abb. 3).

Nach der 2016er Leitlinie galt für Patienten mit sehr hohem Risiko ein LDL-C-Wert von < 70 mg/dL *oder* eine Absenkung um 50 % vom Ausgangswert. Die neue Leitlinie gibt jetzt für die Kohorte mit sehr hohem Risiko einen LDL-C-Wert von < 55 mg/dL *und* gleichzeitig eine Senkung des Ausgangswerts um mindestens 50 % als Therapieziel vor. Für Patienten mit hohem Risiko ist das Therapieziel ein LDL-C von < 70 mg/dL (seither 100 mg/dL) *und* eine Senkung um 50 % gegenüber dem Ausgangswert. Für Patienten mit ASCVD, die ein Zweitereignis (nicht unbedingt vom selben Typ wie das Erstereignis) innerhalb von zwei Jahren nach dem Erstereignis trotz maximaler Statintherapie erleiden, ist der Zielwert von LDL-C < 40 mg/dL (Empfehlungsgrad II – Evidenzgrad B). Um diese Therapieziele zu erreichen, enthält die Leitlinie einen Behandlungsalgorithmus (Abb. 4).

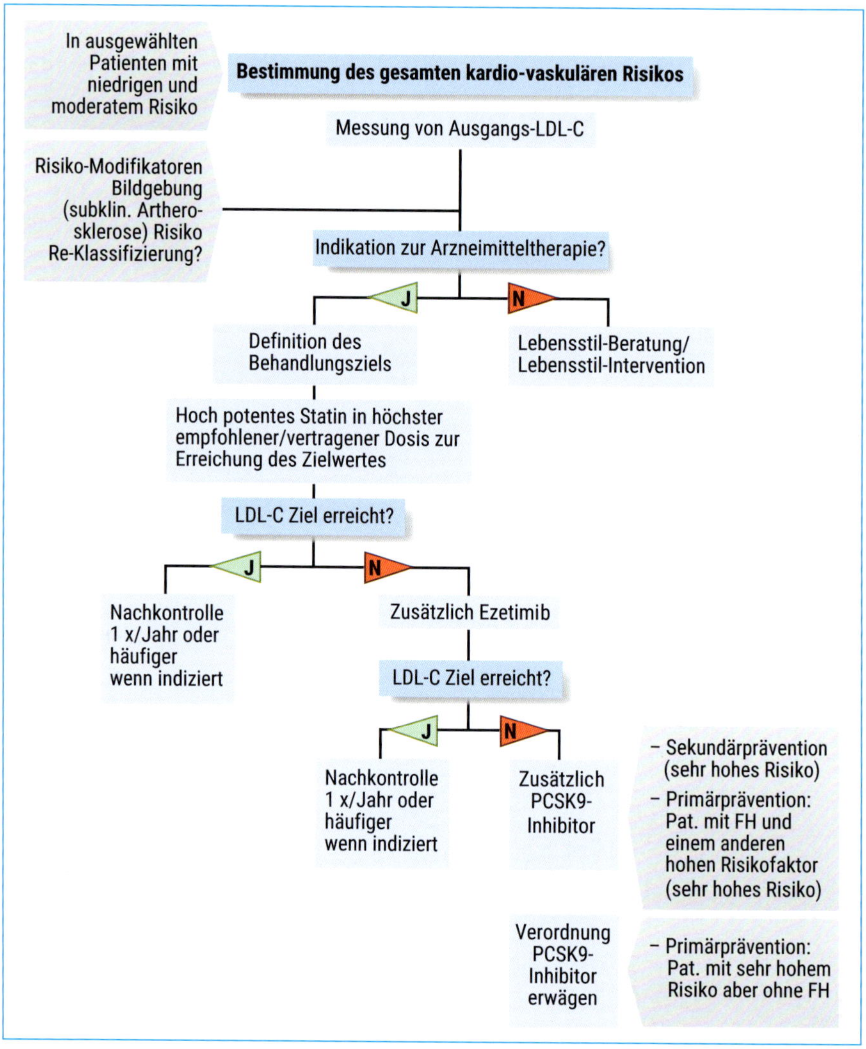

Abb. 4: Behandlungsalgorithmus für die pharmakologische Senkung von LDL-Cholesterin in den ESC-Leitlinien (modifiziert nach [17])

Die LDL-C-senkende Wirkung der zur Verfügung stehenden Behandlungskonzepte kann anhand der Tabelle 3 abgeschätzt werden:

Tab. 3: Wirkstärke der LDL-Cholesterin-senkenden Therapie (modifiziert nach [17])

Behandlung	**mittlere LDL-C-Senkung**
moderat wirksames Statin	≈ 30 %
hochwirksames Statin	≈ 50 %
hochwirksames Statin plus Ezetimib	≈ 65 %
PCSK9-Inhibitor	≈ 60 %
PCSK9-Inhibitor plus hochwirksames Statin	≈ 75 %
PCSK9-Inhibitor plus hochwirksames Statin plus Ezetimib	≈ 85 %

Nach dem Assessment des Patienten wird die Therapie mit einem hochwirksamen Statin (Atorvastatin oder Rosuvastatin) in der höchsten zugelassenen oder vom Patienten vertragenen Dosis begonnen. Wird der angestrebte LDL-C-Wert nicht erreicht, wird in der nächsten Eskalationsstufe Ezetimib zusätzlich verordnet. Wird auch unter der Kombination Statin + Ezetimib das Therapieziel nicht erreicht, wird ein PCSK9-Antikörper hinzugefügt. In Deutschland müssen bei der Indikation zur Therapie mit einem PCSK9-Antikörper die vom Gemeinsamen Bundesausschuss (GBA) festgelegten Rahmenbedingungen beachtet werden. Aufgrund eines Gerichtsurteils im Patentstreit steht in Deutschland nur noch Evolocumab für die Behandlung zur Verfügung. Nach Erreichen des Zielwertes wird eine einmal jährliche Kontrolle des Lipidstatus empfohlen.

Daneben gibt es gesonderte Empfehlungen für die Behandlung von Subgruppen:

- Die Risiko-basierten Behandlungsempfehlungen gelten auch für ältere Patienten ≤ 75 Jahre und auch in der Primärprävention.
- Die Therapie mit einem Statin in der Primärprävention kann auch bei Patienten > 75 Jahre mit zumindest hohem Risiko erwogen werden (Klasse IIB).
- Entsprechend der Aufstellung mit der Definition der Risikokategorien werden Diabetiker bezüglich ihres kardiovaskulären Risikos abhängig vom Manifestationszeitpunkt und Folgeschäden in die Risikokategorien sehr hohes, hohes oder moderates Risiko eingestuft.
- Prä-menopausale Frauen mit Diabetes und Kinderwunsch sollen nur bei sicherer Kontrazeption mit Statinen behandelt werden.
- Für Patienten mit erhöhten Triglyceriden (Werte zwischen 135 und 499 mg/dL) auch unter Statintherapie kann zusätzlich die Gabe des Ethylesters der Eicosapentaensäure (US-Präparat Vascepa™ – REDUCE-IT-Studie [18]) in einer Tagesdosis von 2 x 2 g erwogen werden. Das entsprechende Arzneimittel ist derzeit aber in Europa noch nicht zugelassen.
- Die Plasmakonzentration von Lipoprotein(a) ist primär genetisch bedingt. Von daher sollte zumindest einmal im Leben der Wert gemessen werden, um Patienten mit besonders hohem Lp(a) zu erkennen, da Werte > 180 mg/dL als äquivalent zum Risiko eines Patienten mit heterozygoter FH gewertet werden.

3.3 Die neuen Zielwerte für LDL-Cholesterin

Die neuen Zielwerte und insbesondere das Behandlungsziel in der Kohorte mit sehr hohem Risiko (LDL-C < 55 mg/dL *und* Absenkung um 50 %) sind stringenter als die Vorgaben in früheren Leitlinien.

Nur in der Sekundärprävention gibt es klinische Studien, wie IMPROVE-IT [19], FOURIER [20] und ODYSSEY OUTCOMES [21] mit direkter Evidenz für einen zusätzlichen Nutzen der Cholesterinsenkung auch für LDL-C-Werte deutlich unter 70 mg/dL. Deshalb gibt die Leitlinie nur bei diesen Patienten eine IA-Empfehlung für den Zielwert < 55 mg/dL.

Die neue ESC-Leitlinie erweitert die Definition der Kohorte mit sehr hohem Risiko. Zusätzlich zu den in früheren Leitlinien definierten Patienten werden auch Patienten mit

- in der Bildgebung dokumentierter ASCVD
- Diabetikern mit Endorganschäden
- Patienten mit schwerer chronischer Niereninsuffizienz (eGFR < 30 mL/min/1.73m^2 – auch ohne Nachweis einer ASCVD)
- Patienten mit FH mit ASCVD oder anderen bedeutsamen Risikofaktoren sowie
- Patienten mit einem SCORE von 10 % oder höher

als Patienten mit sehr hohem Risiko charakterisiert. Die so definierte Höchstrisiko-Kohorte umfasst damit Patienten sowohl in der Sekundär- als auch in der Primärprävention. Für den Nutzen von LDL-C-Werten unter 70 mg/dL in der Primärprävention besteht aber nur indirekte Evidenz aus den Metaanalysen der Cholesterol Treatment Trialists Collaboration [2, 3]. Diese haben eine lineare Beziehung zwischen der Senkung des LDL-C und der Risikoreduktion gezeigt – entsprechend dem Konzept »The lower – the better«. Die Evidenz für die Primärprävention ist also schwächer als die für die Sekundärprävention, was in der neuen Leitlinie berücksichtigt ist (Empfehlungsgrade IC bzw. IIaC). Für praktische Zwecke bedeutet dies, dass in der Primärprävention sehr viel stärker als in der Sekundärprävention individualisierte Therapieentscheidungen erforderlich sind.

Die neuen ESC-Leitlinien zur Behandlung der Dyslipidämien propagieren eine intensivere Senkung von LDL-Cholesterin in allen Patienten mit erhöhtem kardiovaskulären Risiko sowohl in der Sekundär- als auch in der Primärprävention.

4. Lipide und Lipoproteine

4.1 Physiologie der Lipide

Lipide sind hydrophobe Biomoleküle, die ubiquitär in unserem Organismus vorkommen und in einer Vielzahl biochemischer Prozesse eine entscheidende Rolle spielen. Wir beschränken uns hier auf Cholesterol, Fettsäuren sowie Mono-, Di- und Triglyceride und deren Transport im menschlichen Körper im Zusammenhang mit Arteriosklerose und Dyslipidämien.

Cholesterol und Fettsäurederivate werden in Form von Lipoproteinen transportiert [5]. Lipoproteine sind makromolekulare Vehikel zum Transport hydrophober Lipide durch das Herz-Kreislaufsystem. Sie bestehen aus einer Vielzahl von Lipidunterformen, die an spezifische Proteine (Apolipoproteine) gebunden sind. Apolipoproteine fungieren als Liganden für Rezeptoren, stabilisieren die Emulsion und garantieren strukturelle Eigenschaften des Lipoproteinpartikels (Tabelle 4). Lipoproteine werden entsprechend ihrer Partikeldichte in verschiedene Klassen unterteilt: Chylomikronen ($\rho < 0.94$ g/mL), Very Low Density Lipoprotein (VLDL; 0.94 g/mL $< \rho <$ 1.006 g/mL), Low density Lipoprotein (LDL; 1.006 g/mL $< \rho <$ 1.063 g/mL) und High Density Lipoproteins (HDL; 1.063 g/mL $< \rho <$ 1.21 g/mL), Lipoprotein a (Lp(a), 1.006 g/mL $< \rho <$ 1.125 g/mL) [22, 17].

Chylomikronen bestehen zu 80-90 % aus Triglyceriden und 3 % aus Proteinen. Jedes Chylomikron enthält eine durch alternatives Splicing entstandene, trunkierte ApoB-Form (ApoB48). Während der Sekretion des Chylomikron aus dem Enterozyten in die mesenterische Lymphe wird ApoA1 in das Lipoprotein eingebaut, das nach lymphatischem Transport der Chylomikronen über die Cisterna Chyli und Ductus thoracicus in den Blutstrom an HDL übertragen wird.

VLDLs bestehen nur zu 40–50 % aus Triglyceriden. Im Gegensatz zu Chylomikronen enthalten sie aber viel freies und verestertes Cholesterol. Das VLDL-Partikel ist 30–80 nm groß und enthält ein vollständiges ApoB (ApoB100). Die nichtveresterten Fettsäuren und Monoacylglycerole werden durch lipolytische Aktivität der Lipoproteinlipase (LPL) und hepatischen Lipase freigesetzt. Das VLDL-Remnant kann dann über spezifische hepatische Rezeptoren abgebaut werden, der Großteil der VLDL-Remnants verbleibt allerdings im Plasma und wird durch das Cholesterolester-Transferprotein (CETP) und Verlust an ApoE in LDL konvertiert.

LDLs sind 18–25 nm große Partikel aus VLDLs und stellen das primäre Lipoprotein für Cholesteroltransport zu peripheren Geweben dar. Sie bestehen zum überwiegenden Anteil aus Cholesterol und Cholesterolestern. LDLs werden über den LDL-Rezeptor (LDL-R) aufgenommen. Die Serinprotease Proprotein Convertase Subtilisin/Kexin Typ 9 (PCSK9) steuert nach Bindung an den LDL-R deren Abbau bzw. Recycling und ist damit für die Regulation der Anzahl der LDL-R von Bedeutung [23, 24].

Lp(a) ist ein LDL-Partikel, das kovalent über Apo(a) an ApoB100 gebunden ist. Es ist ca. 70 nm groß. Die Produktion der Lp(a)-Partikel findet vermutlich in der Leber statt und wird durch verschiedene Faktoren kontrolliert. So ergibt sich eine inverse Korrelation zwischen Lp(a)-Allelgröße und Plasmalevel. Auf Transkriptionsebene verringern Östrogene, Niacin oder Gallensäuren die Lp(a)-Produktion, währenddessen proinflammatorische Zytokine wie IL-6 die Expression erhöhen. Die Clearance der Lp(a)-Partikel erfolgt ebenso in der Leber mithilfe des LDL-R, verschiedener Plasminogenrezeptoren oder SRB1 [25].

Tab. 4: Charakteristika von Apolipoproteinen im humanen Plasma.

Apolipoprotein	**Plasmakonzentration (mg/dL)**	**Bestandteil von Chylomikronen**	**Verteilung in Lipoproteinen (%) – im nüchternen Zustand**				**MW (kDa)**	**Funktion**
			VLDL	**LDL**	**HDL**	**Lp(a)**		
ApoA1	130	transient	0	0	100	0	29	LCAT-Aktivator; SRB1-Substrat
ApoA2	40	nein	0	0	100	0	17.4	Struktur; hepatische Lipase-Inhibitor; SRB1-Substrat
ApoA4	15	ja	0	0	0	0	44.5	LCAT-Aktivator
ApoB48	Transient	ja	0	0	0	0	241	Chylomikronstruktur
ApoB100	80–250	nein	6–12	88–94	0	0	512	Struktur; Rezeptorligand
ApoC1	3–6	nein	3	0	97	0	6.6	LCAT-Aktivator
ApoC2	3–12	nein	40	0	60	0	9.0	LPL-Aktivator
ApoC3	12	nein	30	10	60	0	9.0	Hepatische Lipase-Inhibitor
ApoD	10–12	nein	0	0	100	0	19	viele
ApoE	5–7	ja	40	10	50	0	34	Substrat für LDL-R, Chylomikron-Remnant-Rezeptor
Apo(a)	59*							Unbekannt (Wundheilung, Koagulation)

HDL = high density lipoproteins, LCAT = lecithin-cholesterol acyltransferase, LDL = low density lipoprotein, LDL-R = low density lipoprotein receptor, LPL = lipoprotein lipase, MW = Molekulargewicht, SRB1 = scavenger receptor B1, VLDL = very low density lipoprotein. * nmol/L.

4.2 Lipide und Lipoproteine in der Arteriosklerose

4.2.1 Triglyceridreiche Lipoproteine und das Risiko von Arteriosklerose

VLDLs und ihre Abbauprodukte tragen entscheidend zu Triglyceridspiegeln im humanen Serum bei. Erhöhte Triglyceridspiegel gehen mit einem erhöhten kardiovaskulären Risiko einher. Dieser Effekt scheint durch die Reduktion der kompletten non-HDL-Cholesterinfraktion bedingt zu sein, da nach Adjustierung für Cholesterolspiegel keine Reduktion kardiovaskulärer Ereignisse nachweisbar ist [26]. Neuere genetische Analysen zu protektiven LDL-R und LPL- Varianten ergeben auch, dass die Konzentration an ApoB-enthaltenden Lipoproteinen entscheidender ist und nicht die Triglyceridkonzentration selbst [27, 17].

4.2.2 Low Density Lipoprotein Cholesterol und das Risiko von Arteriosklerose

LDL-C ist ein Maß, wie viel Cholesterol im Blut an LDL-Partikeln gebunden ist. In einer Vielzahl von Analysen innerhalb epidemiologischer oder genetischer sowie randomisiert-kontrollierter Studien konnte ein signifikanter Einfluss auf das kardiovaskuläre Risiko demonstriert werden. LDL-C hat kausalen Einfluss auf kardiovaskuläre Mortalität [28, 3]. Dabei führt eine Reduktion von LDL-C zu einer verminderten Rate an arteriosklerotischen Erkrankungen [17].

4.2.3 High Density Lipoprotein Cholesterol und das Risiko von Arteriosklerose

Das kardiovaskuläre Risiko und die HDL-Konzentration im Serum haben eine inverse Korrelation in vielen epidemiologischen Studien. Genetische Studien sind diesbezüglich weniger konsistent. Allerdings gehen genetische Veränderungen auch mit erheblichen Veränderungen in Triglyceriden, LDL und VLDL einher, sodass sie weniger aussagekräftig zum isolierten Effekt von HDL sind. Darüber hinaus gibt es keinen Nachweis, dass die medikamentöse Anhebung des HDL-C-Spiegels die kardiovaskuläre Prognose beeinflusst.

4.2.4 Lipoprotein(a) und das Risiko von Arteriosklerose

Hohe Plasmakonzentrationen von Lipoprotein(a) sind mit einem erhöhten kardiovaskulären Risiko assoziiert, allerdings deutlich geringer als LDL-C [29]. Das bestätigen genetische Studien [30]. Da über 90 % der Lp(a)-Erhöhungen erblich sind, wird hier teilweise von einer neuen Dyslipidämie gesprochen. Hohe Spiegel an Lp(a) stellen einen eigenen kardiovaskulären Risikofaktor dar [27, 17].

5. Labordiagnostische Aspekte

Laborchemische Analysen bilden die Grundlage für Therapieentscheidungen bei der Behandlung von Dyslipidämien. Präanalytik und Analytik des Plasmas bzw. Serums müssen daher vergleichbar sein. Lipoproteine werden wie beschrieben anhand ihrer Dichtewerte klassifiziert (Tabelle 4).

5.1 Präanalytik

Die Messung der Lipide und Lipoproteine wurde traditionell im nüchternen Zustand durchgeführt. Neuere Analysen jedoch zeigen, dass die unterschiedlichen Spiegel der Lipide und Lipoproteine im nüchternen und nicht-nüchternen Zustand überschaubar sind. So erhöhen sich die Triglyceride im nicht-nüchternen Zustand um 27 mg/dL [31]. Dieser überschaubare Anstieg hat keine große klinische Relevanz, sodass viele Leitlinien empfehlen, Lipide und Lipoproteine nicht-nüchtern abzunehmen [31, 32]. Auch die Prognose beider Gruppen scheint ähnlich zu sein.

Für die Routinescreenings kann damit eine nicht-nüchterne Plasmaprobe ausreichen. Das bietet auch praktische Vorteile, wie bessere Patientenakzeptanz und logistische Vorteile. Es gilt aber zu beachten, dass Lipidprofile häufig mit bestimmten anderen Parametern wie Nüchternglukose abgenommen werden. Daher ist bei bereits erkrankten Patienten mit metabolischem Syndrom, Diabetes mellitus, Dyslipidämien oder anderen Erkrankungen möglicherweise die Nüchternblutentnahme vorzuziehen [17].

5.2 Lipide und Lipoproteine

Idealerweise wäre eine direkte Bestimmung der ApoB-Proteine wünschenswert, da sie präzisere Messungen als die standardisierten LDL-C- bzw. HDL-Messungen/Berechnungen ergeben. Darüber hinaus wäre auch sicher keine Nüchternheit nötig [33].

In der klinischen Routine hat sich allerdings die Cholesterolmessung im Serum/Plasma und nicht die Lipoproteindirektmessung durchgesetzt. Typische Indikationen sind Abklärung klinischer Auffälligkeiten (Xanthelasmen, Xanthome usw.), Abschätzung des kardiovaskulären Risikos, Gesundheitsvorsorge oder Monitoring einer lipidsenkenden Therapie. Der Lipidstatus besteht aus Totalcholesterol (TC), LDL-C und HDL-C. Zum Teil wird Lp(a) auch mitbestimmt. Totalcholesterin wird hauptsächlich in VLDL, LDL und HDL, aber weniger in IDL oder Lp(a) transportiert. Obwohl LDL-C auch chromometrisch oder durch Dichtezentrifugation direkt gemessen werden kann, bedient man sich in der klinischen Routine normalerweise der Friedewald-Formel:

LDL-C [mg/dL] = TC – HDL-C – (TG/5) **(Friedewald-Formel)**[1]

Man sollte allerdings wichtige Grenzen der Friedewald-Formel bedenken. Zum einen können sich methodische Fehler in der Berechnung akkumulieren, zum an-

[1] Abkürzungen: LDL-C: LDL-Cholesterin; TC: Gesamtcholesterin; HDL-C: HDL-Cholesterin; TG: Triglyceride

deren kann die Formel fehlerhafte Werte bei hohen Triglyceridspiegeln (> 400 mg/dL) liefern, z. B. in Proben bei nicht-nüchternen Patienten. Grundsätzlich korrelieren direkt gemessene und berechnete LDL-C-Konzentrationen stark [34]. Allerdings unterschätzt die Friedewald-Formel die LDL-C-Konzentration bei hohen LDL-C-Spiegeln und unterschätzt sie bei niedrigen LDL-C-Spiegeln [35–37].

Lp(a)-Messungen erfolgen in separaten immunometrischen Assays. Die komplizierte Molekularstruktur und Größenvariabilität macht eine Quantifizierung schwierig [38]. Ein erhöhtes Lp(a) gilt als unabhängiger kardiovaskulärer Risikofaktor.

5.3 Lipid- und Lipoproteinmessungen zur Schätzung des arteriosklerotischen Risikos

Um den arteriosklerotischen Risiko-Score berechnen zu können, benötigt man das Totalcholesterin. Zur besseren Feineinschätzung kann das HDL-C ergänzt werden. Das Plasma-LDL-C sollte bei Patienten, die lipidsenkende Therapien bekommen, regelhaft quantifiziert werden, um die lipidsenkende Therapie steuern zu können.

Die Bestimmung der Triglyceride sollte generell ergänzt werden, insbesondere bei Patienten mit Diabetes mellitus und Metabolischem Syndrom, da hier die Konzentration an proatherogenen ApoB erhöht ist. Man beachte jedoch, dass bei 20 % der Patienten ApoB- und LDL-C-Spiegel nur unzureichend korrelieren und ApoB unterschätzt wird [39, 36].

Lp(a) führt durch seine strukturelle Verwandtschaft mit Plasminogen und Bindung an den Plasminogen-Rezeptor zu erhöhten Thromboseraten. Es sollte zumindest einmal quantifiziert werden, um ein zusätzliches kardiovaskuläres Risiko einschätzen zu können [25]. Eine Mendelsche Randomisierungsstudie deutet darauf hin, dass Personen mit extrem hohen Lp(a)-Werten (> 180 mg/dL) ein Risiko für die Entwicklung von kardiovaskulären Erkrankungen bedingt durch Arteriosklerose haben, das dem bei heterozygoter familiärer Hypercholesterinämie vergleichbar ist [40]. Neuere Therapien, die spezifisch die Lp(a)-Spiegel senken, haben Phase II der klinischen Testung durchlaufen [41]. Möglicherweise bekommt dieser Laborparameter hiernach eine größere Bedeutung im Lipidmanagement.

Empfehlungen zur Lipidmessung zur Schätzung des kardiovaskulären Risikos mit SCORE-System (http://www.heartscore.org)

A) Totalcholesterin, HDL-C, LDL-C und mindestens einmalig im Leben Lp(a) zur Schätzung des kardiovaskulären Risikos messen.

B) ApoB-Messungen sollten bei Patienten mit hohen Triglyceridspiegeln, Diabetes mellitus, Fettleibigkeit und metabolischem Syndrom oder sehr niedrigem LDL-C gemessen werden.

C) Lp(a) sollte bei selektierten Patienten mit positiver Familienanamnese für kardiovaskuläre Erkrankungen, aber auch bei borderline Patienten zwischen niedrigem und hohem Risiko bestimmt werden.

6. Lifestyle und Diätetik bei Dyslipidämien

Maßnahmen zur Lebensstilmodifikation spielen bei Fettstoffwechselstörungen eine bedeutende Rolle und stellen die Basisintervention dar. Die Senkung von LDL-Cholesterin ist das primäre Target zur Senkung des kardiovaskulären Risikos und steht deshalb im Fokus der Lebensstilmodifikation zur Risikominimierung. Dies gilt natürlich für alle Personen und gilt nicht nur in der Sekundärprävention d. h. nach einem stattgehabten kardiovaskulären Ereignis. Nichtrauchen, eine fettarme Ernährung mit Schwerpunkt auf Vollkornprodukten, Gemüse, Obst und Fisch, regelmäßige körperliche Aktivität von mindestens 30 Minuten pro Tag ist empfehlenswert. Ziel sollte ein Body-Mass-Index zwischen 20 und 25 kg/m² sowie ein Taillenumfang von < 94 cm bei Männern und von < 80 cm bei Frauen sein. Hierdurch können erhöhte LDL-Cholesterin-Werte allerdings meist nur um weniger als 10 % gesenkt werden [42]. Obwohl das LDL-C bei einer Gewichtsreduktion von 10 kg nur um etwa 8 mg/dL gesenkt wird, werden andere kardiovaskuläre Risikofaktoren wie Hypertonie oder Diabetes mellitus, die bei übergewichtigen Patienten mit Fettstoffwechselstörungen häufig vorliegen, günstig beeinflusst [43, 44].

Die Reduktion der Zufuhr gesättigter Fettsäuren, also vor allem tierischer Fette, spielt die größte Rolle. Die Tabelle 5 fasst die Empfehlungen der aktuellen Leitlinie der Europäischen Gesellschaft für Kardiologie zusammen.

Tab. 5: Ernährungsempfehlungen zur Senkung von LDL-Cholesterin und zur Verbesserung des gesamten Blutfett-Profils. Modifiziert nach [17]

	Zu bevorzugen	**Maßvoll konsumieren**	**Kann gelegentlich in begrenztem Umfang konsumiert werden**
Getreide	Vollkorn	Weißbrot, Reis und Nudeln, Gebäck, Cornflakes	Backwaren, Muffins, Pasteten, Croissants
Gemüse	Rohes und gekochtes Gemüse	Kartoffeln	Gemüse in Butter oder Sahne zubereitet
Hülsenfrüchte	Linsen, Bohnen, Saubohnen, Erbsen, Kichererbsen, Sojabohnen		
Früchte	Frische oder gefrorene Früchte	Trockenfrüchte, Gelee, Marmelade, Obstkonserven, Sorbets, Wassereis, Fruchtsaft	
Süßigkeiten und Süßstoffe	Süßstoffe ohne Kaloriengehalt	Zucker, Honig, Schokolade, Süßwaren	Kuchen, Eiscreme, Fruktose, alkoholfreie Getränke (Softdrinks)

	Zu bevorzugen	Maßvoll konsumieren	Kann gelegentlich in begrenztem Umfang konsumiert werden
Fleisch und Fisch	Magerer und fetter Fisch, Geflügel ohne Haut	Mageres Rind-, Lamm-, Schweine- oder Kalbfleisch, Meeresfrüchte, Schalentiere	Würstchen, Salami, Speck, Spareribs, Hotdogs, Innereien
Milchprodukte und Eier	Magermilch und -joghurt	Fettarme Milch, fettarmer Käse und andere Milchprodukte, Eier	Normaler Käse, Sahne, Vollmilch und Joghurt
Kochfett und Soßen	Essig, Senf, fettfreie Soßen	Olivenöl, nicht-tropische pflanzliche Öle, Margarine, Salatsoßen, Mayonnaise, Ketchup	Transfette und gehärtete Margarine (besser ganz vermeiden), Palm- und Kokosnussöl, Butter, Schmalz, Schinkenspeck
Nüsse/Körner		Alle, ungesalzen (außer Kokosnuss)	Kokosnuss
Zubereitungsweise	Grillen, Kochen, Dampfgaren	Frittieren, Rösten	Braten

Die Diskussion um das tägliche Frühstücksei wurde durch eine kürzlich publizierte kanadische Metaanalyse mit Daten von 177.000 Menschen aus 50 Ländern durch neue Daten ergänzt [45]. Die Datensätze von drei großen prospektiven Studien wurden auf mögliche Zusammenhänge zwischen Eierkonsum und Blutfettwerten, kardiovaskulären Erkrankungen sowie der Mortalität analysiert. Personen, die jeden Tag mindestens ein Ei essen, hatten keine signifikant höheren Blutfettwerte als Personen mit einem geringen Eierkonsum (< 1 Ei pro Woche). Ebenso gab es keine Assoziation zwischen einem hohen Eierverzehr und dem Risiko, zu sterben oder eine kardiovaskuläre Erkrankung zu entwickeln.

Wesentlich ausgeprägter ist der Einfluss der Ernährung bei Hypertriglyzeridämie, alleine oder in Kombination mit Veränderungen der Konzentration anderer Lipide. Durch den weitgehenden Verzicht auf Alkohol und durch die Reduktion der Zufuhr von schnell resorbierbaren Kohlenhydraten können teilweise über 50 %ige Triglyceridabsenkungen erreicht werden [46]. In einer spanischen Studie konnten in der Primärprävention bei Hochrisikopatienten durch eine mediterrane Kost mit zusätzlicher Gabe von extra-virgin Olivenöl oder Nüssen, ergänzt durch vierteljährliche Ernährungsberatung, schwerwiegende kardiovaskuläre Ereignisse um 30 % gesenkt werden [47]. Da der Verzehr von Walnüssen das LDL-Cholesterin senkt, kann möglicherweise ein Teil der Risikoreduktion durch die dadurch bedingte günstige Beeinflussung des Lipidprofils erklärt werden [48].

Rotschimmelreis wird unter verschiedenen Bezeichnungen vermarktet, so z. B. als rot fermentierter Reis, Angkak, Monascus Red oder Red Koji. Rotschimmelreis entsteht, indem handelsüblicher weißer Reis (Oryza sativa) mit Schimmelpilzen der Gattung Monascus beimpft wird. Nahrungsergänzungsmittel mit Rotschimmelreis werden in der Laienpresse als »natürliche Cholesterol-Senker« beworben. Auch das unverarbeitete Lebensmittel ist über das Internet und in Reformhäusern als vermeintlich »natürliche« Alternative zur Arzneimitteltherapie mit Statinen erhältlich. In der Tat gibt es zahlreiche Studien, die eine Cholesterol-senkende Wirksamkeit von Rotschimmelreis-Präparaten belegen [49, 50]. Grund dieser Wirksamkeit ist allerdings der den Patienten meist unbekannte Umstand, dass im Rotschimmelreis im Zuge der Fermentation neben dem rotem Farbstoff sogenannte Monacoline entstehen, von denen Monacolin K mengenmäßig am meisten vorkommt. Von der chemischen Struktur und Wirkung her ist Monacolin K identisch mit dem Arzneistoff Lovastatin – dem ältesten aller Statine. Aus diesem Grund ist verständlich, dass die Behörden seit vielen Jahren versuchen, die Vermarktung von Nahrungsergänzungsmitteln mit Rotschimmelreis einzuschränken. In einer aktuellen Stellungnahme warnt das Bundesinstitut für Risikobewertung davor, Nahrungsergänzungsmittel mit Rotschimmelreis ohne ärztliche Rücksprache einzunehmen, da der Cholesterinsenkende Wirkstoff der Verschreibungspflicht unterliegt. Zudem kann sich unter bestimmten Umständen beim Fermentieren von Reis die toxische Substanz Citrinin bilden. Diese kann genetische Veränderungen auslösen sowie die Nieren und das ungeborene Kind im Mutterleib schädigen. Der zulässige Höchstgehalt von Citrinin in Nahrungsergänzungsmitteln auf Basis von Reis wurde von der EU-Kommission von 2.000 Mikrogramm pro Kilogramm (µg/kg) auf 100 µg/kg abgesenkt und gilt ab dem 1. April 2020 [51].

7. Pharmakologische Therapie von Dyslipidämien

In der Abbildung 5 sind die Lokalisationen der Wirkorte und die Targets der lipidsenkenden Therapie dargestellt. Die folgenden Abschnitte beschränken sich auf die in Deutschland zugelassenen Arzneistoffgruppen und ausgewählte, in klinischer Prüfung befindliche, neue therapeutische Therapieprinzipien.

7.1 HMG-CoA-Reduktase-Hemmer (Statine)

Schon frühzeitig wurde erkannt, dass die täglich mit der Nahrung aufgenommene Menge von 300 bis 500 mg Cholesterin durch etwa 700 bis 900 mg im Körper synthetisiertes Cholesterin ergänzt wird. Von daher bildet neben der Reduktion der zugeführten Menge an Cholesterin die Inhibition der körpereigenen Produktion einen attraktiven therapeutischen Ansatz. Da der größte Anteil der Cholesterinsynthese in der Leber erfolgt, ist sie das Target für eine Inhibition der körpereigenen Produktion. In der mehr als 25 enzymatischen Reaktionen umfassenden Synthesekaskade ist der geschwindigkeitsbestimmende Schritt die Umwandlung von 3-Hydroxy-3-methylglutaryl-Coenzym A (HMG-CoA) zu Mevalonat. Die Reduktion von HMG-CoA zu Mevalonat wird durch die mikrosomale HMG-CoA-Reduktase katalysiert. Statine vermindern durch die kompetitive Hemmung dieses Enzyms die Biosynthese von Cholesterin. Dies führt zu einer Verminderung des intrazellulären Cholesteringehalts, die wiederum zu einer Steigerung der Transkription des LDL-Rezeptor-Gens mit vermehrter Expression von LDL-Rezeptoren auf der Zelloberfläche führt. Dadurch kann vermehrt LDL-Cholesterin in die Zelle aufgenommen werden, wodurch die LDL-Cholesterinkonzentration im Plasma sinkt [53, 54].

Im Jahr 1973 wurde in Japan von Akira Endo beim systematischen Screening von Pilzextrakten der Arzneistoff Mevastatin aus Penicillium citrinum isoliert und danach die potente Inhibition der HMG-CoA-Redukatase durch Mevastatin beschrieben [55]. Die Entwicklung von Mevastatin wurde jedoch aufgrund des Nebenwirkungsprofils eingestellt. Im Jahr 1980 wurde entdeckt, dass der Schimmelpilz Aspergillus terreus das Monacolin-Derivat Lovastatin produziert. Lovastatin wurde als erster Vertreter der Statine im Jahr 1987 in den USA und 1989 in Deutschland zur Therapie der Hypercholesterinämie zugelassen.

Neben Lovastatin sind derzeit mit Simvastatin, Fluvastatin, Pravastatin, Atorvastatin, Rosuvastatin und Pitavastatin sechs weitere Statine in Deutschland zugelassen. Mit Ausnahme von Pitavastatin ist für alle Statine inzwischen der Patentschutz abgelaufen.

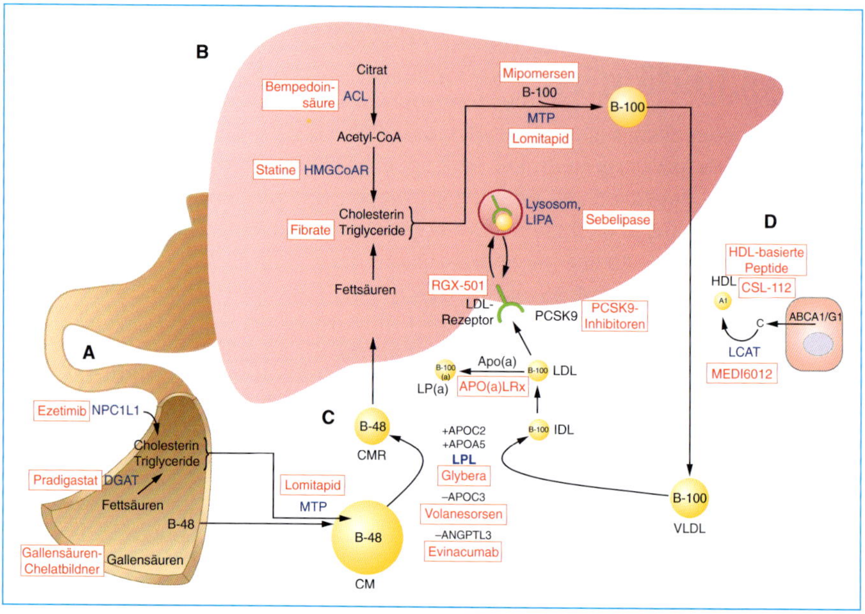

Abb. 5: Lokalisation der Wirkorte und Targets lipidsenkender Therapien (aus [16] modifiziert nach [52]).
A. *Dünndarm. NPC1L1 (Niemann-Pick-like Protein 1C1) transportiert diätetische Sterole und Cholesterin (C) in Enterozyten und wird von* ***Ezetimib*** *blockiert. Diätetische Fettsäuren werden intrazellulär durch DGAT (Diacylglycerin-O-Acyltransferase), die von* ***Pradigastat*** *gehemmt wird, zu Triglyceriden (TGs) verestert. Lipide und APO (Apolipoprotein)-B-48 werden durch MTP (mikrosomales TG-Transferprotein), das von* ***Lomitapid*** *gehemmt wird, in Chylomikronen (CM)-Vorläufer verpackt. Die Bindung von Gallensäuren im Darmlumen durch Chelatbildner blockiert ihren enterohepatischen Kreislauf im terminalen Ileum.*
B. *Leber. ACL (ATP-Citrat-Lyase) synthesisiert Acetyl-CoA aus mitochondrialem Citrat für die Fettsäure- und Cholesterinbiosynthese;* ***Bempedoinsäure*** *blockiert die ACL-Aktivität.* ***Statine*** *hemmen HMGCoAR (3-Hydroxy-3-methylglutaryl-CoA-Reduktase).* ***Lomitapid*** *blockiert hepatisches MTP (Mikrosomales Triglycerid-Transfer-Protein), das am Aufbau von VLDL beteiligt ist. Die hepatische APOB-100-Synthese wird durch* ***Mipomersen*** *gehemmt.* ***Fibrate*** *sind Peroxisomen-Proliferator-aktivierte Rezeptor-Agonisten, die die* b*-Oxidation initiieren, den TG-Gehalt reduzieren, APOC3 reduzieren und die LPL-Aktivität (Lipoprotein-Lipase) erhöhen. Das Recycling von LDL-Rezeptoren (LDLR) wird durch die Hemmung von PCSK9 erhöht. Die Gentherapie mit* ***RGX-501*** *(AAV8.TBG.hLDLR) korrigiert den LDLR-Mangel bei Patienten mit homozygoter familiärer Hypercholesterinämie. LIPA (lysosomale saure Lipase) hydrolysiert Cholesterinester und TG im Lysosom; diese Aktivität wird durch* ***Sebelipase*** *bei LIPA-defizienten Patienten wiederhergestellt.*
C. *Plasma. TGs innerhalb von Chylomikronen und VLDL werden durch LPL hydrolysiert, wobei APOC2 und APOA5 die LPL-Aktivität verstärken, während sie durch APOC3 und ANGPTL3 (angiopoietin-ähnliches Protein 3) inhibiert wird.* ***Glybera*** *(Alipogene tiparvovec) stellt die LPL-Aktivität bei Personen mit LPL-Mangel wieder her.* ***Volanesorsen*** *interferiert mit der APOC3-Translation.* ***Evinacumab*** *blockiert ANGPTL3, das wie APOC3 einen pleiotropen Einfluss auf den Lipoproteinstoffwechsel hat. Durch Bindung von Apo(a) an APOB-100 im LDL-Cholesterin wird Lipoprotein (a) gebildet; die Details dieses Zusammenbaus sind nicht bekannt, aber die Apo(a)-Synthese wird durch* ***APO(a)-LRx*** *gehemmt.*
D. *Periphere Zellen. APOA1 in kleinen HDL-Cholesterin-Molekülen mobilisiert intrazelluläres Cholesterin unterstützt durch ABCA1 (ATP-bindendes Kassettenprotein A1) und ABCG1 (ATP-bindendes Kassettenprotein G1), mit Veresterung durch LCAT (Lecithin-Cholesterin-Acyltransferase).* ***CSL-112*** *ist ein infundiertes APOA1-Peptid.* ***MEDI6012*** *stellt die LCAT-Aktivität bei Patienten mit LCAT-Mangel wieder her. Der Wirkmechanismus von* ***Gemcaben*** *(nicht dargestellt) ist nicht vollständig bekannt.*

7.1.1 Klinische Wirksamkeit

Statine waren über mehr als ein Jahrzehnt die einzigen in den Lipidstoffwechsel eingreifenden Arzneistoffe, für die eine Prognoseverbesserung der damit behandelten Patienten nachgewiesen wurde. Die im Jahr 1994 publizierte 4S-Studie konnte erstmals zeigen, dass bei Patienten mit erhöhten Cholesterinwerten durch die Behandlung mit dem HMG-CoA-Reduktasehemmer Simvastatin die Sterblichkeit jeglicher Ursache im Vergleich zu Placebo gesenkt werden konnte [56]. Die 4S-Studie hat Patienten mit einem Gesamtcholesterin zwischen 212 und 309 mg/dL und einer Angina pectoris oder einem Myokardinfarkt in der Anamnese eingeschlossen. Die Patienten wurden mit Simvastatin in einer Dosierung von 20 mg/Tag behandelt, mit dem Ziel, die Cholesterinspiegel auf unter 200 mg/dL zu senken. Wenn dieses Ziel nicht erreicht wurde, wurde die Dosis auf 40 mg/Tag erhöht. Während der im Mittel 5,4 Jahre Nachbeobachtung wurden Gesamtcholesterin (–25 %) und LDL-Cholesterin (–35 %) gesenkt, während das HDL-Cholesterin gering (8 %) anstieg. In den mit Simvastatin behandelten Patienten wurde die Gesamtsterblichkeit relativ um 30 % und absolut um 3,7 % gesenkt, wobei dieser Effekt durch die Senkung der Koronarsterblichkeit bedingt war (Abb. 6).

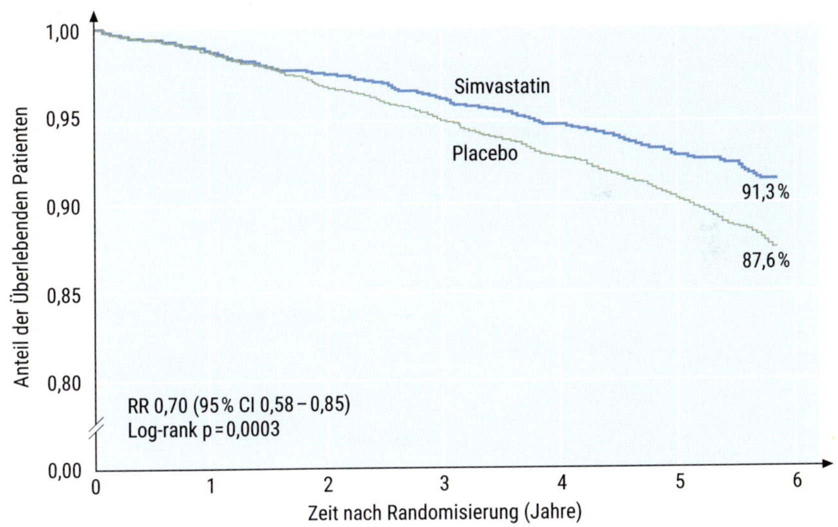

Abb. 6: Einfluss von Simvastatin auf die Sterblichkeit im Vergleich zu Placebo in der 4S-Studie (modifiziert nach [56])

Die Vielzahl der vorliegenden klinischen Endpunktstudien zur Wirksamkeit und Sicherheit einer lipidsenkenden Behandlung mit Statinen wurden in verschiedenen Metaanalysen von den Cholesterol Treatment Trialists ausgewertet. Die im Jahr 2005 publizierte Metaanalyse umfasst über 90.000 Patienten aus 14 randomisierten Studien mit Statinen mit einer Nachbeobachtungszeit von im Mittel fünf Jahren [2].

Die Behandlung mit Statinen senkt die Inzidenz von schwerwiegenden koronaren Ereignissen, erforderlichen koronaren Revaskularisierungen und von Schlaganfall um etwa 20 % bei einer Absenkung von LDL-Cholesterin um jeweils 1 mmol/L (entspricht 38,6 mg/dL). Wie in der Abbildung 7 gezeigt, besteht über einen weiten Bereich eine lineare Beziehung zwischen der Reduktion von LDL-Cholesterin und schwerwiegenden klinischen Endpunkten wie koronaren Ereignissen (nicht-tödlicher Myokardinfarkt oder kardiovaskulärer Tod) oder vaskulären Ereignissen (koronares Ereignis, nicht-tödlicher oder tödlicher Schlaganfall, erforderliche koronare Revaskularisierung).

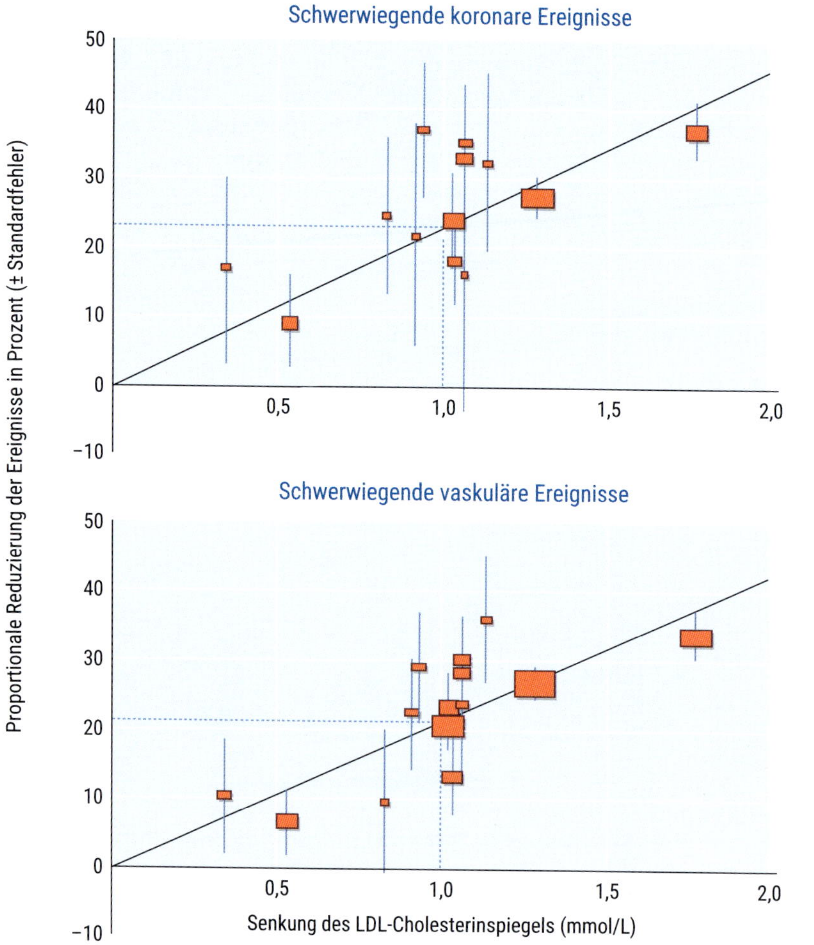

Abb. 7: Beziehung zwischen der Reduktion von LDL-Cholesterin und der Reduktion von schwerwiegenden koronaren bzw. vaskulären Ereignissen. Modifiziert nach [2]

Fünf Jahre später wurde von der Gruppe der Cholesterol Treatment Trialists eine weitere Metaanalyse zur Wirksamkeit und Sicherheit der Senkung von LDL-Cholesterin mit Statinen veröffentlicht. Die Datenbasis umfasst etwa 170.000 Patienten, darunter 46.675 Frauen aus 27 randomisierten klinischen Studien [3], was bedeutet, dass die Statine zu den am besten untersuchten Arzneistoffen zählen. Die Daten bestätigen, dass sowohl Männer wie auch Frauen von der Statin-Therapie profitieren. Nach einer mittleren Nachbeobachtungszeit von 4,9 Jahren (Bereich 2,0 – 7,0 Jahre) werden kardio- und zerebrovaskuläre Ereignisse signifikant gesenkt. Die Sterblichkeit jeglicher Ursache ist bei Frauen um relative 9 % und bei Männern um 10 % gesenkt.

Der absolute Nutzen hängt neben dem individuellen Risiko des Patienten für okklusive vaskuläre Ereignisse von der erreichten Reduktion des LDL-Cholesterins ab. In einer Übersichtsarbeit wurde gezeigt, dass z. B. eine LDL-Cholesterin-Senkung um 77 mg/dL über fünf Jahre bei 10.000 Patienten in der Sekundärprävention bei etwa 1.000 Patienten vaskuläre Ereignisse verhindern würde, was einem absoluten Nutzen von 10 % entspricht [57]. In der Primärprävention bei Patienten mit zwar erhöhtem Risiko, aber ohne bisherige klinische Ereignisse ist das absolute Risiko der Patienten natürlich niedriger, sodass nur bei etwa 500 von 10.000 Patienten vaskuläre Ereignisse verhindert würden (5 %iger absoluter Nutzen).

7.1.2 Unterschiede in der Wirksamkeit zwischen den Statinen

Es gibt deutliche Unterschiede im Ausmaß der erreichten LDL-Cholesterinsenkung unter der Therapie mit den verschiedenen Vertretern der Statine. Die US-amerikanischen Fachgesellschaften haben in ihren aktuellen Leitlinien zum Management von Cholesterin die Statine hinsichtlich ihrer LDL-Senkung wie in der Tabelle 6 kategorisiert [58]:

Tab. 6: Kategorisierung der Statine abhängig von Dosis und erwarteter Senkung von LDL-Cholesterin

Statin	**Durchschnittliche tägliche Dosis**		
	Niedrige Wirkstärke	**Mittlere Wirkstärke**	**Hohe Wirkstärke**
Erreichte Senkung von LDL-Cholesterin	**< 30 %**	**30–49 %**	**≥ 50 %**
Atorvastatin	–	10 (20) mg	(40) 80 mg
Fluvastatin	20–40 mg	2 x 40 mg 80 mg retard	–
Lovastatin	20 mg	40 (80) mg	–
Pitavastatin	–	1–4 mg	–
Pravastatin	10–20 mg	40 (80) mg	–
Rosuvastatin	–	(5)–10 mg	20 (40) mg
Simvastatin	10 mg	20–40 mg	–#

Eine Dosierung von Simvastatin 80 mg/Tag soll bei der Neueinstellung nicht mehr verordnet werden.

Wird unter der Startdosis eines Statins die angestrebte Senkung von LDL-C nicht erreicht, kann als Faustregel davon ausgegangen werden, dass bei einer Verdopplung der Dosis das LDL-C um weitere 7 % und das Gesamtcholesterin um 5 % gesenkt wird [59].

Es bestehen erhebliche interindividuelle Unterschiede im Ausmaß der Wirkung bei gleicher Dosis, die auf mangelnde Adhärenz, aber auch auf den genetischen Hintergrund der Patienten zurückzuführen sind [60, 61].

7.1.3 Einfluss von Statinen auf Lipidparameter und Verträglichkeit

Der therapeutische Nutzen der Therapie mit einem Statin beruht nach den Metaanalysen der Cholesterol Treatment Trialist's Collaboration im Wesentlichen auf der Senkung von LDL-Cholesterin [3]. Daneben wird eine geringe Erhöhung (< 10 %) von HDL-Cholesterin durch Statine beobachtet. Neuere Analysen deuten darauf hin, dass Lipoprotein(a) unter Statin-Therapie ansteigt [62, 63]. Unter der Behandlung mit einem Statin kommt es zu einer Reduktion der Triglyceride um 10-20 %, die bei hochwirksamen Statinen stärker ausgeprägt ist. Die Mechanismen, die den Änderungen der anderen Lipidkomponenten zugrunde liegen, sind bis dato nur unvollständig verstanden.

Die klinische Relevanz der in *in vitro* Untersuchungen und in experimentellen Systemen beobachteten sogenannten pleiotropen Effekte der Statine (antiinflammatorische und antioxidative Effekte) ist umstritten.

Bei den unerwünschten Wirkungen sind vor allem muskuläre Beschwerden mit Anstiegen der Creatinkinase bis zur Myopathie oder Rhabdomyolyse bekannt. Diese werden im Abschnitt 8 besprochen.

Unerwünschte Effekte auf die Leberfunktion mit mildem Anstieg der ALT/GPT treten im untersten einstelligen Prozentbereich auf. In der Metaanalyse der Cholesterol Treatment Trialist's Collaboration traten hämorrhagische Schlaganfälle bei 0,1 % der Patienten auf, wobei diese jedoch relativ um 21 % häufiger bei Statin-behandelten Patienten auftraten [3]. Ob dies ursächlich auf die Statintherapie zurückgeführt werden kann, ist umstritten. Ein Anstieg der Blutglucose und ein klinisch nicht relevanter Anstieg von HbA_{1c} sind bekannt. Eine Metaanalyse hat ergeben, dass ein Fall von neu aufgetretenem Diabetes erwartet werden muss, wenn 255 Patienten über vier Jahre mit einem Statin behandelt werden [64]. Prädisponierende Faktoren sind hier andere Risikofaktoren für Diabetes wie Übergewicht und Insulinresistenz sowie höheres Lebensalter. Diese unerwünschte Wirkung konnte in Mendelschen Randomisierungsstudien auf den Wirkmechanismus der Statine zurückgeführt werden [65] und muss gegen den nachgewiesenen deutlichen Nutzen in der Reduktion kardiovaskulärer Ereignisse abgewogen werden.

In der bereits zuvor zitierten Metaanalyse der Cholesterol Treatment Trialist's Collaboration mit Daten von 170.000 Patienten ergaben sich keine Hinweise dafür, dass die Behandlung mit einem Statin selbst bei sehr niedrigen LDL-Cholesterin-Werten einen Einfluss auf die Inzidenz von Tumorerkrankungen hat [3].

7.1.4 Pharmakokinetik der Statine

Die Statine unterscheiden sich in der Pharmakokinetik (Resorptionsquote, Bioverfügbarkeit, Metabolismus über Cytochrom-P450-Enzyme, Halbwertszeit). In der Tabelle 7 sind die wichtigsten pharmakokinetischen Kenngrößen der Vertreter dieser Substanzklasse zusammengefasst:

Tab. 7: Pharmakokinetische Charakteristika der in Deutschland zugelassenen Statine (Modifiziert nach [66]).

Parameter	**Lovastatin**	**Simvastatin**	**Pravastation**	**Fluvastatin**	**Atorvastatin**	**Rosuvastatin**	**Pitavastatin**
Lakton Prodrug	Ja	Ja	Nein	Nein	Nein	Nein	Nein
Bioverfügbarkeit (%)	5	< 5	18	24–30	12	20	60–80
Löslichkeit	Lipophil	Lipophil	Hydrophil	Lipophil	Lipophil	Hydrophil	Lipophil
Plasma-Proteinbinding (%)	> 98	> 95	50	> 98	> 98	88	> 99
Tmax (h)	2,8	1,3–2,4	0,9–1,6	0,5–1,5	2–4	3–5	0,5–0,8
Halbwertszeit (h)	2–5	2–5	1–3	1–3	7–20	19	10–13
Hepat. Extraktion (%)	≥ 70	≥ 80	45	≥ 70	70	63	80
Renale Extraktion (%)	10	13	20	6	< 5	10	15
Metabolismus	+++	+++	+	+++	+++	+	++
Beteiligte CYPs	3A4/5, 2C8	3A4/5, 2C8	3A4 (Minimal)	2C9	3A4/5, 2C8	2C9, 2C19	2C9, 2C8 (Minimal)
Influx Transporter	SLCO1B1	SLCO1B1	SLCO1B1/ 2B1	SLCO1B1	SLCO1B1	SLCO1B1/ 1B3/2B1/1A2 SLC10A1	SLCO1B1/ 1B3/2B1/1A2
Efflux Transporter	ABCB1	ABCB1/G2	ABCB1/B11/ C2/G2	ABCG2	ABCB1/G2	ABCB1/C2/ G2	ABCB1/C2/ G2

ABC: ATP-binding cassette; CYP: Cytochrom P450 Enzyme; SLC: Solute carrier; SLCO: Solute carrier organic anion transporter.

Mit Ausnahme von Pravastatin, Rosuvastatin und Pitavastatin werden die zugelassenen Statine wesentlich via Cytochrom-P450-abhängigen Metabolismus eliminiert. Pravastatin wird durch Sulfatierung und Konjugationsreaktionen ausgeschieden. Aus den in Tabelle 7 dargestellten Charakteristika kann das Interaktionspotenzial der verschiedenen Statine aufgrund der an der Ausscheidung beteiligten Cytochrom-P450-Enzyme und der systemischen Verfügbarkeit (Bioverfügbarkeit) abgeschätzt werden.

Wie in der Abbildung 8 ersichtlich ist, führt die gleichzeitige Behandlung mit starken Inhibitoren von Cytochrom P450 3A4 insbesondere bei Lovastatin und Simvastatin zu einer ausgeprägten Erhöhung der Arzneistoffkonzentration in der systemischen Zirkulation aufgrund der Hemmung des First-pass-Effekts in der Leber. Die Zunahme der systemischen Plasmakonzentration der Statine ist mit einem erhöhten Risiko für unerwünschte Wirkungen (Myopathie) assoziiert.

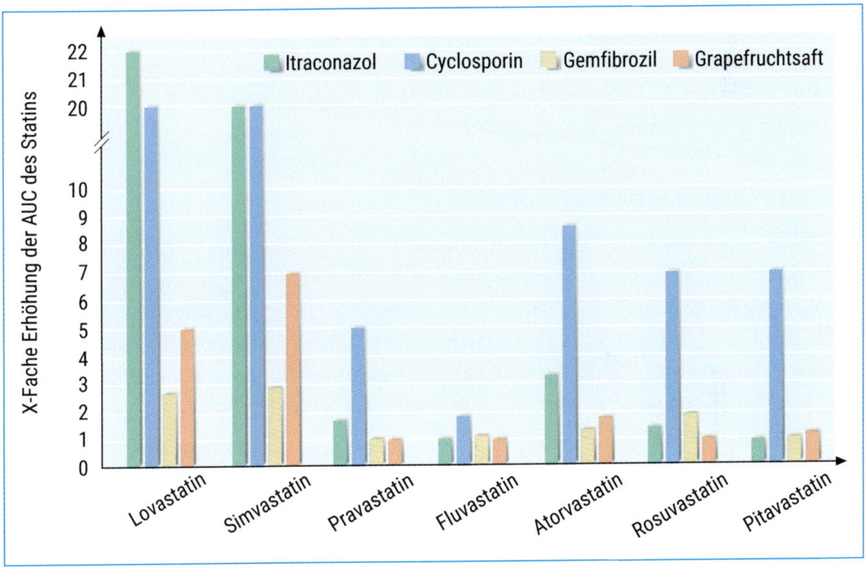

Abb. 8: Hemmung von Cytochrom P450 3A4 bzw. des Transportproteins p-Glykoprotein und Zunahme der systemischen Verfügbarkeit der Statine (Modifiziert nach [66]).

Bei HIV-Patienten unter hochaktiver antiretroviraler Therapie (HAART für highly active antiretroviral therapy), einer Kombinationstherapie aus mindestens drei verschiedenen antiretroviralen Arzneistoffen zur Behandlung der HIV-Infektion, ist besondere Achtsamkeit hinsichtlich möglicher Interaktionen mit Statinen geboten.

In einer Genom-weiten Assoziationsstudie bei 85 Patienten aus dem Kollektiv der SEARCH-Studie mit einer bestätigten oder einem Anfangsverdacht auf eine Myopathie unter 80 mg Simvastatin konnte zudem gezeigt werden, dass Polymorphismen im *SLCO1B1*-Gen, das auf Chromosom 12 lokalisiert ist, das Risiko für eine Myopathie unter Simvastatin deutlich erhöhen. *SLCO1B1* kodiert für den Organo-Anion-Transporter OATP1B1, der unter anderem für die Aufnahme von Statinen in die Leber verantwortlich ist. Die Häufigkeit des rs4149056 C Allels in der Population beträgt 15 %. Homozygote Träger dieser Mutation haben ein 16,9-fach erhöhtes Risiko für die Entwicklung einer Myopathie unter Simvastatin [67]. Die Mutation lag in der untersuchten Kohorte bei 60 % der Patienten mit klinisch manifester Myopathie vor. Diese Befunde haben mit dazu beigetragen, dass bei neu mit Simvastatin behandelten Patienten die Tageshöchstdosis nicht höher als 40 mg sein soll.

Bei Statinen wird üblicherweise die abendliche Einnahme empfohlen, da die endogene Cholesterinbiosynthese überwiegend nachts stattfindet, und die zuerst zugelassenen Statine (Simvastatin, Pravastatin, Fluvastatin und Lovastatin) eine relativ kurze Halbwertszeit haben (siehe Tabelle 7). Von daher ist bei abendlicher Einnahme dieser Statine eine stärkere Senkung von LDL- und Gesamtcholesterin nachgewiesen [68]. Die neueren Vertreter wie Atorvastatin, Rosuvastatin und Pitavastatin haben eine deutlich längere Halbwertszeit, sodass der Unterschied im cholesterinsenkenden Effekt bei morgendlicher bzw. abendlicher Gabe geringer ausgeprägt ist. Von daher können bei diesen Arzneistoffen die individuellen Patientenpräferenzen berücksichtigt werden, und auch eine morgendliche Einnahme ist möglich, wenn dies die Adhärenz des Patienten verbessert.

7.2 Cholesterin-Resorptionshemmer

Ezetimib hemmt selektiv die Resorption von mit der Nahrung zugeführtem bzw. die Rückresorption von über die Galle sezerniertem Cholesterin, indem es den Steroltransporter Niemann-Pick C1-Like 1 (NCP1Li1) im Bürstensaum des Intestinums inhibiert. Aufgrund der reduzierten Aufnahme von Cholesterin kommt es zur Hochregulation von LDL-Rezeptoren an der Leberoberfläche, was zu einer erhöhten Cholesterin-Clearance aus dem Blut führt. Ezetimib wird in einer Dosis von 10 mg/Tag verordnet.

7.2.1 Klinische Wirksamkeit

In die IMPROVE-IT-Studie wurden im Zeitraum von Oktober 2005 bis Juli 2010 insgesamt 18.144 Patienten nach einem akuten Koronarsyndrom eingeschlossen und entweder mit 40 (80) mg Simvastatin allein oder der Kombination von Simvastatin mit Ezetimib (10 mg/Tag) über im Mittel sechs Jahre behandelt [19]. Das LDL-C lag unter der Therapie in den allein mit Simvastatin behandelten Patienten im Median bei 69,5 mg/dL, während die Kombination aus Simvastatin + Ezetimib das LDL-C zusätzlich um 9 % auf im Median 53,7 mg/dL abgesenkt hat. Der primäre kombinierte Endpunkt (kardiovaskulärer Tod, Herzinfarkt, dokumentierte instabile Angina pectoris mit Rehospitalisierung, koronare Revaskularisierung (≥ 30 Tage nach Studieneinschluss) oder Schlaganfall) trat in der Studie unter der Kombination Simvastatin + Ezetimib mit 32,7 % versus 34,7 % signifikant weniger häufig auf, wobei die »number needed to treat« (NNT) etwa 350/Jahr beträgt. Schwerwiegende Nebenwirkungen wurden in beiden Behandlungsstrata vergleichbar häufig beobachtet.

Klinisch bedeutet dies, dass eine Senkung des LDL-Cholesterins zusätzlich zur Statin-Monotherapie die genannten kardiovaskulären Ereignisse weiter reduziert und damit das Credo »The lower the better« bestätigt. Zudem liegt die Assoziation zwischen der durch Ezetimib erreichten zusätzlichen Senkung von LDL-C und der Reduktion kardiovaskulärer Ereignisse auf der Regressionsgeraden, die für die beiden Parameter aus den Ergebnissen der verschiedenen Statin-Studien berechnet wurde. Da die Reduktion kardiovaskulärer Ereignisse durch Ezetimib allein durch die Senkung von LDL-C erreicht wird, kann extrapoliert werden, dass der therapeutische Nutzen der Statine im Wesentlichen auf der Senkung des LDL-Cholesterins beruht und die Hypothese der pleiotropen Effekte als Teil des therapeutischen Nutzens zumindest klinisch keine wesentliche Rolle spielt.

Die Kombination von 10 mg Ezetimib mit 40 mg Simvastatin wurde auch bei Patienten mit Aortenstenose (SEAS-Studie) im Vergleich zu Placebo untersucht [69]. Hintergrund war die Fragestellung, ob die Progression der Aortenstenose und damit einhergehende kardiovaskuläre Ereignisse durch die Lipidsenkung reduziert werden können. Ezetimib+Simvastatin senkte die Inzidenz von kardiovaskulären Ereignissen, hatte aber keinen Einfluss auf durch die Aortenstenose bedingte Ereignisse.

Die SHARP-Studie hat die Wirksamkeit und die Sicherheit von 10 mg Ezetimib plus 20 mg Simvastatin gegenüber Placebo bei 9.270 Patienten mit chronischer moderater bis schwerer Nierenfunktionsstörung (davon etwa ein Drittel Dialysepatienten) untersucht [70]. Durch Arteriosklerose bedingte Ereignisse wie nicht-tödlicher Myokardinfarkt oder koronare Todesfälle, nicht-hämorrhagische Schlaganfälle oder jegliche arterielle Revaskularisierungen wurden durch Ezetimib+Simvastatin relativ um 17 % reduziert, ohne dass sich Hinweise auf vermehrte arzneimittelbedingte Unverträglichkeiten ergaben.

In kleineren Studien, in denen nur der LDL-Cholesterin-Wert als Surrogat-Endpunkt gemessen wurde, hat sich gezeigt, dass der Zusatz von 10 mg Ezetimib/Tag zum Statin zu einer stärkeren Senkung von LDL-C als die Verdopplung der Statindosis führt [71, 72], was die Kombinationstherapie von Ezetimib mit einem Statin attraktiv macht. Aufgrund des abgelaufenen Patentschutzes ist Ezetimib inzwischen als Generikum preisgünstig verfügbar und macht die Kombinationstherapie mit einem Statin attraktiv. Fixkombinationen sind in Deutschland derzeit mit Simvastatin, Atorvastatin und Rosuvastatin im Handel.

In der Monotherapie kann Ezetimib zur Behandlung von Patienten mit Statin-Unverträglichkeit verordnet werden. In der Regel ist die lipidsenkende Wirkung mit 15–22 % für die meisten Patienten mit hohem Ausgangs-LDL-C zur Erreichung der Zielwerte der ESC allerdings nicht ausreichend.

7.2.2 Einfluss von Ezetimib auf Lipidparameter und Verträglichkeit

In der Monotherapie senkt Ezetimib nach den Daten einer Metaanalyse das LDL-Cholesterin um 15–22 % [73]. Nach den Daten der Metaanalyse wird durch Ezetimib allein das Gesamtcholesterin um 13 % gesenkt, HDL-Cholesterin steigt um 3 %, und die Triglyceride werden um 8 % reduziert [74].

In der Kombinationstherapie mit einem Statin nimmt das LDL-Cholesterin um weitere 21–27 % ab, wenn Ezetimib zusätzlich verordnet wird [75]. Vor Verordnung eines PCSK9-Antikörpers sollten die Patienten zusätzlich mit Ezetimib behandelt werden. Bei Patienten, die überhaupt keine Statine oder Statine nur in unzureichender Dosierung vertragen, könnte künftig die Kombination von Ezetimib mit Bempedoinsäure 180 mg/Tag (siehe auch Abschnitt 8.5) eine interessante neue Option darstellen, da hierunter eine zusätzliche Absenkung von LDL-Cholesterin um 28,5 % gezeigt werden konnte [76].

7.2.3 Pharmakokinetik von Ezetimib

Ezetimib kann aufgrund der schlechten Wasserlöslichkeit ausschließlich per Os verabreicht werden. Die Elimination erfolgt durch Glukuronidkonjugation (Phase-II-Reaktion) vor allem im Dünndarm und in der Leber zu einem pharmakologisch aktiven Phenol-Glukuronid und anschließender Ausscheidung über die Galle. Die Halbwertszeit von Ezetimib und Ezetimib-Glukuronid beträgt ca. 22 Stunden. Von daher ist eine einmal tägliche Gabe morgens oder abends möglich.

In präklinischen Studien wurde gezeigt, dass Ezetimib die Enzyme des Cytochrom-P450-Metabolismus nicht induziert. Es wurden keine klinisch bedeutenden pharmakokinetischen Wechselwirkungen zwischen Ezetimib und Arzneimitteln beobachtet, die bekanntermaßen über Cytochrom-P450 1A2, 2D6, 2C8, 2C9 und 3A4 oder die N-Acetyltransferase metabolisiert werden [77].

Es ist keine Dosisanpassung bei leichten Leberfunktionsstörungen oder bei Patienten mit eingeschränkter Nierenfunktion erforderlich.

7.3 Ionenaustauscher

Die Leber bildet aus Cholesterin Gallensäuren, die in den Darm sezerniert werden und einem enterohepatischen Kreislauf unterliegen. Cholestyramin, Colestipol (in Deutschland nicht im Handel) und Colesevelam sind basische Anionenaustauscherharze, die nach oraler Gabe aufgrund ihrer geringen Löslichkeit nicht resorbiert werden und im Darm Gallensäuren binden und mit dem Fäzes ausgeschieden werden. Die Ausscheidung von Gallensäuren kann bis auf das Zehnfache gesteigert werden. Aufgrund der erforderlichen Neusynthese sinkt die intrazelluläre Cholesterinkonzentration in der Leber ab, weshalb mehr LDL-C-Rezeptoren exprimiert werden, und das hierfür benötigte Cholesterin wird vermehrt aus dem Blutkreislauf aufgenommen.

7.3.1 Klinische Wirksamkeit

Die klinischen Studien mit Ionenaustauschern wurden zum Teil vor mehreren Jahrzehnten durchgeführt. Sie haben zum pathophysiologischen Verständnis des Zusammenhangs zwischen der Senkung von LDL-Cholesterin und der Verminderung von ischämischen Ereignissen beigetragen. Nicht zuletzt auch aufgrund der Größe der Studien (geringe Anzahl von eingeschlossenen Patienten) konnte jedoch keine Senkung der Gesamtsterblichkeit in der Langzeitverabfolgung nachgewiesen werden [78–80].

7.3.2 Einfluss von Ionenaustauschern auf Lipidparameter und Verträglichkeit

Unter den klinisch verwendeten Höchstdosierungen von Colestyramin (24 g/Tag), Colestipol (20 g/Tag) und Colesevelam (3,75 g/Tag) sinkt das LDL-Cholesterin im Blut um etwa 18–25 % ab. Während HDL-Cholesterin nur geringfügig verändert wird, kann es bei einzelnen Patienten zu einem Abstieg der Triglyceride kommen [81].

Während Colestyramin mehrmals täglich zusammen mit den Mahlzeiten eingenommen werden soll, kann Colesevelam einmal oder zweimal täglich jeweils mit reichlich Flüssigkeit eingenommen werden.

Ionenaustauscher lösen häufig Nebenwirkungen wie Obstipation, Steatorrhoe aufgrund der gestörten Fettresorption sowie andere gastrointestinale Beschwerden (Meteorismus oder Völlegefühl) aus. Dies führt häufig zu Problemen in der Adhärenz der Patienten.

Bei längerfristiger Einnahme von Ionenaustauschern muss mit Hypovitaminosen fettlöslicher Vitamine gerechnet werden. Zahlreiche Wechselwirkungen mit anderen Arzneistoffen sind beschrieben, weshalb ein zeitlicher Abstand von mindestens einer Stunde vor bzw. vier Stunden nach der Einnahme von Anionenaustauscherharzen eingehalten werden muss. Besonders problematisch ist die Anwendung, wenn der Patient gleichzeitig andere Arzneimittel einnimmt, die ebenfalls einem enterohepatischen Kreislauf unterliegen, da deren Wirksamkeit abnimmt. Dies betrifft zum Beispiel Digitalis-Glykoside oder Vitamin K-Antagonisten wie Phenprocoumon.

7.4 Proprotein Convertase Subtilisin/Kexin Typ 9 (PCSK9) Inhibitoren

Die Entwicklung der PCSK9-Antikörper ist ein eindrucksvolles Beispiel dafür, wie schnell physiologische und molekularbiologische Entdeckungen in die Pharmakotherapie umgesetzt werden können. Im Jahr 2003 wurde die Bedeutung des Enzyms PCSK9 (Proproteinkonvertase-Subtilisin/Kexin-Typ 9) für die Regulation des Metabolismus von LDL-Cholesterin erstmals beschrieben [82], im Jahr 2015 wurden die ersten aus diesen Erkenntnissen entwickelten Arzneimittel zugelassen.

LDL-Partikel binden an der Oberfläche der Leberzellen an den LDL-Rezeptor. Der Komplex wird internalisiert, fusioniert mit Endosomen, wo der Komplex aufgrund der sauren Umgebung dissoziiert. Die freien LDL-Partikel werden in den Lysosomen zu Lipiden und Aminosäuren abgebaut, während der LDL-Rezeptor an die Oberfläche des Hepatozyten recycelt wird und dort für eine erneute Bindung von LDL-Partikeln zur Verfügung steht. PCSK9 wird in den Hepatozyten gebildet und ins Plasma sezerniert, wo es sich an den LDL-Rezeptor anlagern kann. Der Komplex aus LDL-Partikel/LDL-Rezeptor/PCSK9 wird im Endosom nicht hydrolysiert, sondern in den Lysosomen abgebaut, was zu einer Verminderung der verfügbaren LDL-Rezeptoren und damit einem Anstieg von LDL-Cholesterin im Plasma führt. PCSK9-Antikörper blockieren das regulatorische Enzym (PCSK9) im Plasma, wodurch die Dichte der LDL-Rezeptoren auf den Hepatozyten steigt und unter therapeutischer Dosierung das LDL-Cholesterin im Plasma um im Mittel 50-60 % gesenkt wird (Abb. 9a-c).

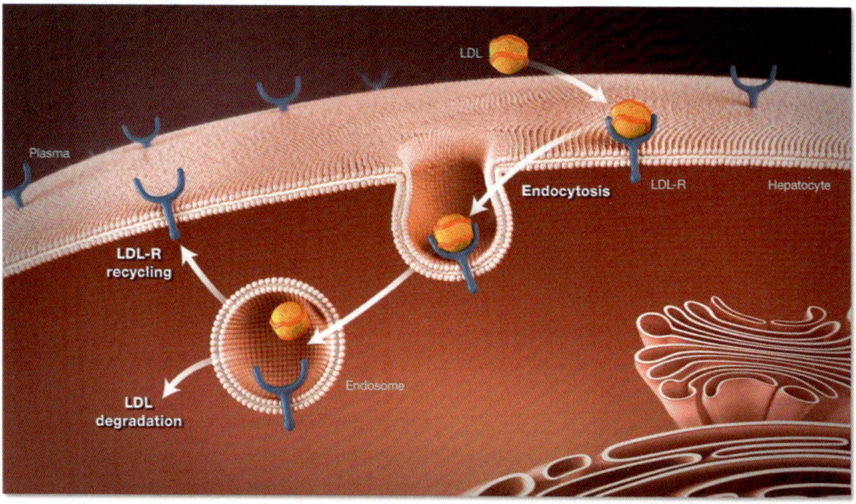

Abb. 9a: Schlüsselfunktion hepatischer LDL-Rezeptoren in der Regulation von LDL-C im Plasma [83, 84]

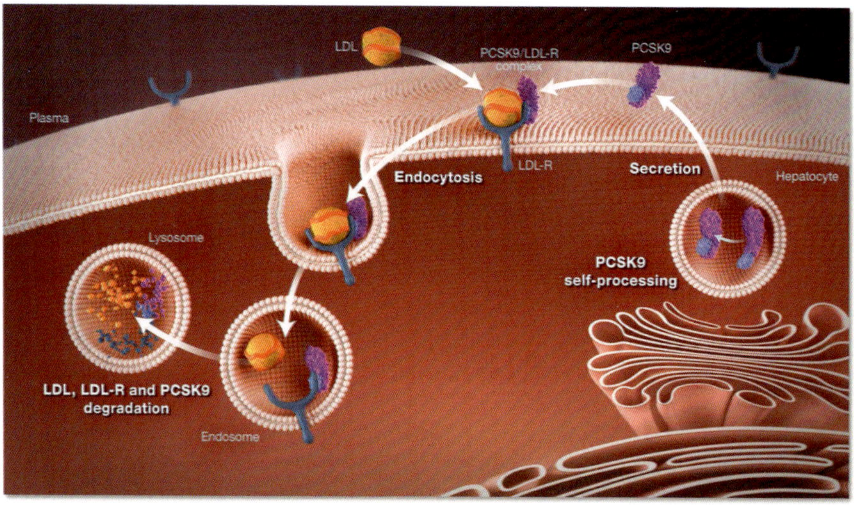

Abb. 9b: Die Serin-Protease PCSK9 (Proprotein Convertase Subtilisin/Kexin Typ 9) reguliert die Oberflächenexpression von hepatischen LDL-Rezeptoren, da der Komplex aus LDL-C, LDL-Rezeptor und PCSK9 abgebaut wird: Durch das verminderte Recycling von LDL-Rezeptoren an die Oberfläche nimmt die Anzahl der zur Verfügung stehenden LDL-Rezeptoren ab [85, 86]

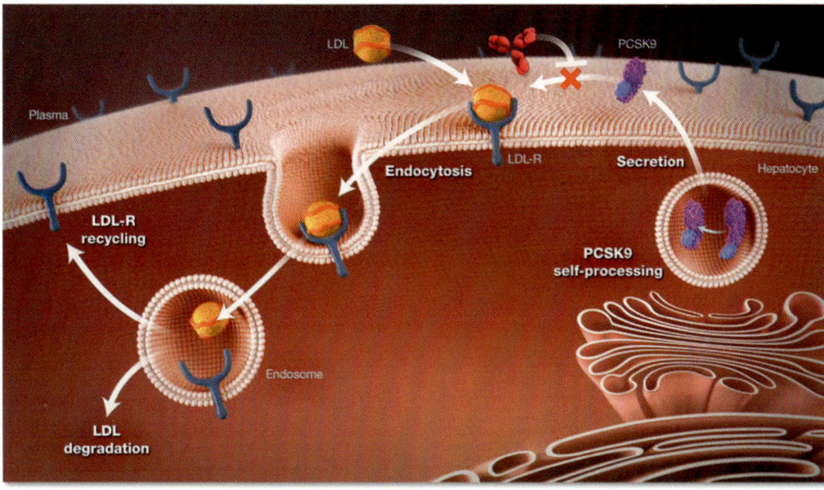

Abb. 9c: PCSK9-Antikörper blockieren die PCSK9/LDL-R-Interaktion, sodass der Komplex aus LDL-C und LDL-Rezeptor im Endosom dissoziiert. LDL-C wird abgebaut, der LDL-Rezeptor wird recycelt und steht für eine erneute Bindung von LDL-C zur Verfügung [87, 88]
Abdruck der Abbildungen 9a-c mit Genehmigung von Amgen (München)

Die zugelassenen Antikörper Alirocumab und Evolocumab müssen vom Patienten alle zwei Wochen subkutan injiziert werden. Bei Evolocumab ist auch eine Injektion einmal im Monat möglich; es wird dann die 3-fache Wirkstoffmenge appliziert.

7.4.1 Klinische Wirksamkeit

Die zugelassenen PCSK9-Antikörper sind voll humanisierte Antikörper, die der Patient sich mit Hilfe eines Einmal-Autoinjektors subkutan injiziert. Nach der Injektion steigen die Plasmakonzentrationen der PCSK9-Antikörper wie z. B. Alirocumab an, wobei maximale Plasmakonzentrationen nach im Median 5–7 Tagen erreicht werden [89]. Die mittlere Eliminationshalbwertszeit wird auf 11 bis 17 Tage geschätzt. Die PCSK9-Antikörper werden wie alle Antikörper durch das retikuloendotheliale System zu kleinen Peptiden bzw. zu Aminosäuren abgebaut.

Die Plasmakonzentration an freiem PCSK9 fallen sehr schnell bereits am 1. Tag nach der Injektion auf kaum noch messbare Werte ab. Die LDL-Cholesterin-Werte nehmen kontinuierlich ab und erreichen die tiefsten Werte etwa 8-10 Tage nach der Gabe des Antikörpers.

Inzwischen wurden für beide Antikörper große klinische Endpunkt-Studien abgeschlossen [20, 21]. Die Studien hatten ein ähnliches Design, da Patienten in der Sekundärprävention eingeschlossen wurden, die unter konventioneller Therapie mit einem hochdosierten wirkstarken Statin ± Ezetimib noch immer LDL-Cholesterinwerte von ≥ 70 mg/dL hatten.

In die FOURIER-Studie [20] mit Evolocumab konnten Patienten mit anamnestischem Myokardinfarkt oder Schlaganfall oder mit symptomatischer peripherer Verschlusskrankheit (pAVK) und zusätzlichen Risikofaktoren eingeschlossen werden. Das Indexereignis lag bei den 27.564 in die Studie eingeschlossenen Patienten im Median ca. drei Jahre zurück. Die Lipidsenker-Basistherapie bestand aus einem Statin (äquivalent zu ≥ 20 mg Atorvastatin), wobei etwa 5 % der Patienten zusätzlich mit Ezetimib behandelt wurden. Die Studienpatienten erhielten fixe Dosierungen von Evolocumab entweder 140 mg alle zwei Wochen oder einmal im Monat 420 mg; die Kontrollgruppe erhielt zusätzlich zur Basistherapie Placebo. Die zusätzlich zur Behandlung mit Statinen erreichte Senkung des LDL-Cholesterins ist eindrucksvoll. In den mit Evolocumab behandelten Patienten lag das LDL-Cholesterin bei Studienbeginn bei 92 mg/dL und wurde unter der Therapie mit dem PCSK9-Antikörper auf im Median 30 mg/dL gesenkt. In der Kontrollgruppe war der LDL-Cholesterinwert am Studienende identisch mit dem Ausgangswert (92 mg/dL). Die Häufigkeit des primären kombinierten Endpunkts aus kardiovaskulärem Tod, Herzinfarkt, Schlaganfall, Hospitalisierung wegen instabiler Angina pectoris oder koronarer Revaskularisierung wurde von 11,3 % auf 9,8 % innerhalb des Untersuchungszeitraums von 2,2 Jahren gesenkt. Auch in der FOURIER-Studie konnte die Assoziation zwischen dem erreichten LDL-C-Wert und der Häufigkeit des primären klinischen Endpunkts bestätigt werden. Die Assoziation ist bis in den sehr niedrigen Bereich von ca. 20 mg/dL LDL-C linear und bestätigt damit die Hypothese »Je niedriger, desto besser«. Es fand sich allerdings kein Unterschied, weder in der kardiovaskulären Mortalität noch in der Gesamtsterblichkeit, was von den Untersuchern auf die relative kurze Studiendauer zurückgeführt wird.

Die ODYSSEY-Studie mit Alirocumab [21] hat Patienten mit kürzlich stattgehabtem akuten Koronarsyndrom eingeschlossen. Das Index-Ereignis lag im Mittel 2,6 Monate zurück. Die Patienten hatten ein Ausgangs-LDL-Cholesterin von 87 mg/dL unter maximal tolerierter Statintherapie (Atorvastatin 40–80 mg oder Rosuvastatin 20–40 mg oder maximal tolerierter Dosis eines der Statine ggf. mit Ezetimib (3 % der Patienten)). Im Unterschied zu FOURIER wurde die Dosis von Alirocumab in der ODYSSEY-Studie aber im Verlauf ggf. angepasst. Die Verumgruppe erhielt zu Beginn 75 mg des PCSK9-Antikörpers alle zwei Wochen. Die Dosis wurde von 75 mg auf 150 mg alle zwei Wochen gesteigert, wenn unter der Starttherapie das LDL-Cholesterin bei ≥ 50 mg/dL lag. War das LDL-Cholesterin bei zwei aufeinanderfolgenden Messungen ≤ 25 mg/dL, wurde umgekehrt die Dosis von Alirocumab reduziert: 150 mg alle zwei Wochen → 75 mg alle zwei Wochen ggf. → Placebo, wenn das LDL-C unter 75 mg alle zwei Wochen < 15 mg/dL lag. Es wurde ein Zielkorridor von 25 bis 50 mg/dL LDL-Cholesterin angestrebt. Der kombinierte primäre Endpunkt der ODYSSEY-Studie umfasste kardiovaskulären Tod, instabile Angina pectoris mit Hospitalisierung sowie tödlicher oder nicht-tödlicher Schlaganfall. Nach einer Nachbeobachtungszeit von 2,8 Jahren tritt der primäre Endpunkt bei 9,5 % der mit Alirocumab behandelten Patienten und bei 11,1 % der Patienten in der Placebo-Gruppe auf (Hazard Ratio 0,85; 95 % Konfidenzintervall 0,78 – 0,93; P< 0,001) Zudem wurde in der ODYSSEY-Studie die Gesamtsterblichkeit nominal um 15 % (relativ) gesenkt: So verstarben 3,5 % der Patienten in der Alirocumab-Gruppe und 4,1 % in der Placebo-Gruppe (Hazard Ratio 0,85; 95 % Konfidenzintervall 0,73 – 0,98). Diese Auswertung ist aus formaler statistischer Sicht aber nur als explorativ und nicht konfirmatorisch zu bewerten.

Die therapeutische Wirksamkeit der beiden Antikörper ist somit vergleichbar. Für Evolocumab liegen jetzt erste Auswertungen zur Therapie über fünf Jahre vor, die eine vollständig erhaltene Wirksamkeit auch unter Langzeitbehandlung bestätigen [90].

7.4.2 Einfluss von PCSK9-Antikörpern auf Lipidparameter und Verträglichkeit

Die Senkung des LDL-Cholesterins erreicht bis zu 50-70 % und ist mit der verabreichten Dosis des Antikörpers korreliert. Diese LDL-Cholesterin-Senkung wird sowohl in der Monotherapie als auch als »Add on«-Therapie zu verschiedenen Statinen oder zusätzlich zur Kombination von Statin mit Ezetimib oder anderen lipidsenkenden Arzneimitteln erreicht. Daneben werden non-HDL-Cholesterin, Gesamtcholesterin, ApoB und auch Lipoprotein(a) um etwa 20–30 % gesenkt. Der Mechanismus der Lp(a)-Senkung durch PCSK9-Antikörper ist noch nicht vollständig verstanden.

In den großen Zulassungsstudien wurden sowohl Patienten mit nicht-familiärer Hypercholesterinämie als auch Patienten mit familiärer Hypercholesterinämie (FH) eingeschlossen. Die FH ist eine autosomal-dominant vererbte Störung des Lipidstoffwechsels. Aufgrund des genetischen Hintergrunds ist das LDL-C im Plasma von Kindheit an erhöht, was bei homozygoten Trägern zu einer Manifestation einer koronaren Herzkrankheit (KHK) bereits im Kindes- oder jugendlichen Alter führt. Die häufigste Ursache der FH sind Mutationen im LDL-Rezeptor, in selteneren Fällen im ApoB- oder PCSK9-Gen. Die Art der Mutation hat Einfluss auf die unter PCSK9-Antikörpern erreichte Absenkung von LDL-C. Die Senkung von LDL-C durch Evolocumab ist bei Patienten mit heterozygoter FH mit 55 % vergleichbar wie bei Patienten mit nicht-familiärer Dyslipidämie [91]. Bei Patienten mit homozygoter FH kommt es unter der Standarddosierung von Evolocumab nur zu einer Absenkung um im Mittel ca. 20 %, die allerdings durch eine Dosissteigerung auf 420 mg alle zwei Wochen auf etwa 30 % gesteigert werden kann [91]. Das Ausmaß der LDL-C-Senkung zeigt mit Senkungen im Bereich von 0 bis 60 % erhebliche interindividuelle Unterschiede [92], die mit der residuellen Expression von LDL-Rezeptoren erklärt werden können [93].

Evolocumab und Alirocumab sind sehr gut verträglich und das Nebenwirkungsprofil ist vergleichbar. Patienten, die mit dem PCSK9-Antikörper behandelt wurden, berichteten vermehrt über lokale Irritationen (Erytheme) an der Einstichstelle. Die Häufigkeiten von Erhöhungen der Transaminasen ALT/AST (GOT/GPT), der Creatinkinase, neu aufgetretenem Diabetes mellitus, hämorrhagischen Schlaganfällen oder neu diagnostizierten Tumorerkrankungen unterscheidet sich zwischen den mit dem PCSK9-Antikörper behandelten Patienten und der Placebo-Gruppe nicht. Auch entwickelten sich keine neutralisierenden Antikörper gegen die Arzneistoffe.

Die LDL-Cholesterin-Werte in der FOURIER-Studie lagen in der Evolocumab-Gruppe im Median bei 30 mg/dL [20]. Obwohl der Antikörper die Blut-Hirn-Schranke nicht passieren kann, und das Gehirn seinen Bedarf an Cholesterin selbst synthetisiert, bestanden große Bedenken, dass bei einer so drastischen Absenkung des Cholesterins bei den Patienten vermehrt neurokognitive Veränderungen auftreten könnten. Vor diesem Hintergrund wurde die EBBINGHAUS-Studie als Substudie in FOURIER durch die FDA veranlasst [94]. EBBINGHAUS hat in einer longitudinalen Beobachtung 1204 Patienten unter Evolocumab bzw. Placebo über im Mittel 19 Monate Behandlungsdauer mit mehreren speziellen kognitiven Testverfahren untersucht. Trotz der erheblichen Unterschiede im erreichten Lipidstatus fanden sich keine Assoziationen zwischen dem unter der Studie erreichten LDL-Cholesterin und kognitiven Veränderungen und kein Unterschied zwischen den Patienten der Placebo-Gruppe bzw. den mit Evolocumab behandelten Patienten [95]. Aufgrund der überschaubaren Patientenzahlen und der relativ kurzen Behandlungsdauer ist eine abschließende Beurteilung derzeit aber nur mit Vorsicht möglich. Hierfür sind Langzeitbeobachtungen entsprechend behandelter Patienten erforderlich.

7.4.3 Anwendung/Verordnung von PCSK9-Antikörpern in der Praxis

Die Fa. Amgen als Hersteller von Evolocumab (Repatha®) ist Inhaber des europäischen Patents 2 215 124, das antigenbindende Proteine gegen das Protein PCSK9 beinhaltet. Die Verletzung dieses Patents ist Gegenstand einer weltweiten juristischen Auseinandersetzung zwischen Amgen und Sanofi/Regeneron, dem Hersteller von Alirocumab – Praluent®. Als Folge dieses Rechtsstreits darf Alirocumab derzeit in Deutschland nicht vertrieben werden, sodass für die Behandlung der Patienten nur Evolocumab zur Verfügung steht.

Limitation für eine breite Anwendung sind eindeutig die mit über 6.000 Euro/Jahr hohen Therapiekosten, die den Gemeinsamen Bundesausschuss (G-BA) veranlasst haben, eine Verordnungseinschränkung zu erlassen [96]. Evolocumab kann bei drei Indikationen verordnet werden, wenn der Zielwert trotz maximal möglicher Therapie (Statine und/oder andere Lipidsenker bei Statin-Kontraindikation) nicht erreicht ist:

- bei homozygoter familiärer Hypercholesterinämie
- bei gesicherter familiärer heterozygoter Hypercholesterinämie unter Berücksichtigung des Gesamtrisikos familiärer Belastung
- bei heterozygot familiärer oder nicht-familiärer Hypercholesterinämie oder gemischter Dyslipidämie und gesicherter vaskulärer Erkrankung sowie regelhaft weiterer Risikofaktoren

Die maximal mögliche Therapie einschließlich der Laborwerte soll »grundsätzlich« über 12 Monate dokumentiert sein, was bedeutet, dass im begründeten Einzelfall bei schwerem Verlauf von der 12-monatigen Dokumentationspflicht abgewichen werden kann. Die Erstverschreibung und die Überwachung der Therapie muss durch definierte Facharztgruppen erfolgen, Folgeverordnungen im hausärztlichen Bereich können auch z. B. durch Fachärzte für Allgemeinmedizin erfolgen.

7.5 Bempedoinsäure

Bempedoinsäure (ETC-1002) ist ein pharmakologisch unwirksames Prodrug, das durch die sehr langkettige Acyl-CoenzymA-Synthetase 1 (ACSVL1) in den pharmakologisch wirksamen Metaboliten ETC-1002-CoA umgewandelt wird [97]. ETC-1002-CoA inhibiert die Adenosintriphosphat-Citrat-Lyase (ACL), die im Biosyntheseweg von Cholesterin der HMG-CoA-Reduktase (3-Hydroxy-3-methylglutaryl-CoA-Reduktase) – dem Target der Statine – vorgeschaltet ist. Das bedeutet, dass sowohl ETC-1002-CoA (durch Inhibition der ACL) als auch Statine (durch Inhibition der HMG-CoA-Reduktase) die Synthese von Cholesterin hemmen.

Das zur Bioaktivierung von Bempedoinsäure erforderliche Enzym ACSVL1 ist nur in der Leber, aber nicht im Skelettmuskel vorhanden, was bedeutet, dass die Cholesterin-Biosynthese im Skelettmuskel unter Bempedoinsäure nicht beeinflusst wird [97]. Das lässt erwarten, dass die von vielen Patienten unter Statinen berichteten Muskelbeschwerden bei Therapie mit Bempedoinsäure nicht oder zumindest deutlich weniger häufig auftreten sollten.

Eine Studie mit Mendelscher Randomisierung hat die Assoziation zwischen verschiedenen genetischen Scores (Mutationen) im Lipidstoffwechsel und dem Risiko kardiovaskulärer Ereignisse bei über 650.000 Patienten verglichen [98]. Danach haben Mutationen im ACL-Gen bei standardisiertem Ausmaß der Senkung von LDL-Cholesterin eine vergleichbare Senkung kardiovaskulärer Ereignisse wie Mutationen im für die HMG-CoA-Reduktase kodierenden System.

Durchgeführte Dosis-Findungsstudien haben eine maximale LDL-C-Senkung bei der einmal täglichen Gabe von 180 mg Bempedoinsäure gezeigt. Der Arzneistoff wird rasch resorbiert ($T_{max} < 4$ Stunden) und mit einer Halbwertszeit von 15 bis 27 Stunden eliminiert. Die Ausscheidung erfolgt durch Glukuronidierung durch UGT2B7. Etwa 70 % der Dosis werden primär als Glukuronid nach Transport über den basolateralen OAT3-Transporter mit dem Urin ausgeschieden; 30 % werden im Fäzes wiedergefunden.

Die Abbildung 10 fasst den Wirkungsmechanismus von Bempedoinsäure zusammen.

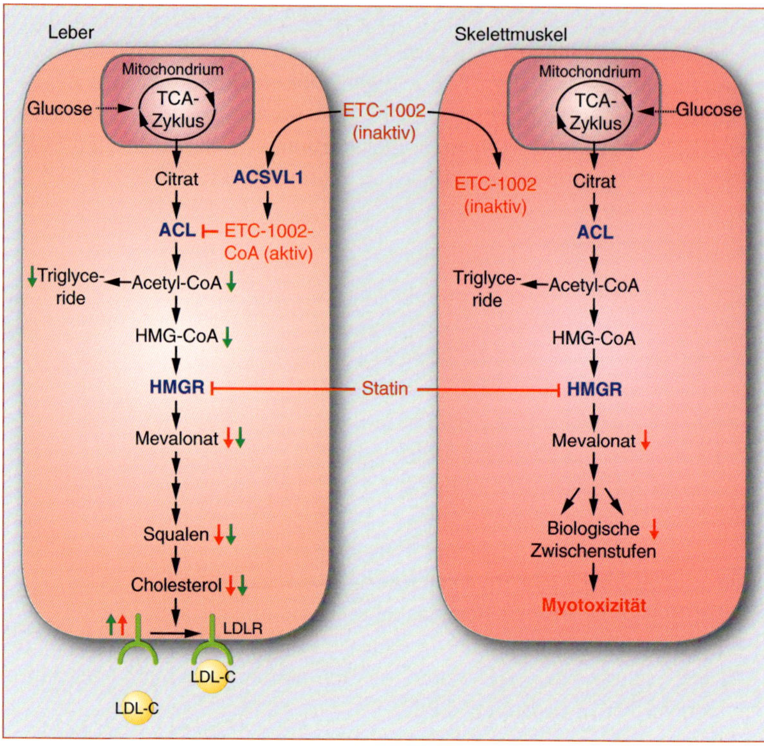

Abb. 10: Bioaktivierung von Bempedoinsäure (ETC-1002) Wirkungsmechanismus im Vergleich zu Statinen ([16] modifiziert nach [97]).
Grüne und rote Pfeile markieren die Wirkung von ETC-1002 (grün) bzw. Statinen (rot). Abkürzungen: ACL: ATP-Citrat-Lyase; ACSVL1: Langkettige-Acyl-CoA-Synthase-1; HMGR: 3-Hydroxy-3-methylglutaryl-CoA-Reduktase; LDLR: LDL-Rezeptor; TCA: Tricarbonsäure.

7.5.1 Klinische Wirksamkeit

Inzwischen wurden die Daten mehrerer klinischer Studien mit Bempedoinsäure publiziert. Die Studien haben Bempedoinsäure-Monotherapie sowie zusätzlich zu einer Basistherapie mit Statinen bzw. bei Patienten mit einer Statin-Intoleranz zusätzlich zu niedrigst dosiertem Statin ± Ezetimib untersucht. Die längste Behandlungsdauer in publizierten Studien beträgt bisher 52 Wochen.

In der Monotherapie senkt Bempedoinsäure LDL-Cholesterin um 28,7 % im Vergleich zu Placebo [99]. In der größten bis dato publizierten Studie bei 2230 Patienten mit kardiovaskulärer Erkrankung auf dem Boden einer Arteriosklerose und/oder heterozygoter FH wurde die lipidsenkende Wirkung von 180 mg/Tag Bempedoinsäure über 52 Wochen Placebo-kontrolliert untersucht [100]. Die Patienten hatten bei Einschluss trotz maximal verträglicher Statintherapie immer noch LDL-C-Werte von ≥ 70 mg/dL. Die LDL-C-Senkung durch Bempedoinsäure betrug 16,5 % nach

12 Wochen (von 103 auf 84 mg/dL) bzw. 12,6 % nach einem Jahr. Werden die bisher durchgeführten Studien zusammen ausgewertet, zeigt sich, dass Bempedoinsäure bei Statin-behandelten Patienten LDL-C um zusätzlich ca. 20 % senkt. Wenn die Patienten Statine nicht oder nur in niedrigster Dosis einnehmen können und stattdessen Ezetimib oder alternative Lipidsenker einnehmen, kann durch die Einnahme von Bempedoinsäure das LDL-C deutlich stärker um 36,5 % gesenkt werden [101]. Die laufende Endpunkt-Studie CLEAR OUTCOMES untersucht die Wirksamkeit und Sicherheit von Bempedoinsäure (180 mg/Tag) bei über 12.600 Patienten mit kardiovaskulärer Erkrankung oder mit hohem kardiovaskulärem Risiko. Die Patienten haben trotz maximal verträglicher Statindosis ein LDL-C von ≥ 100 mg/dL bei Einschluss. Ziel ist die Reduktion des kombinierten Endpunkts aus kardiovaskulärem Tod, nicht-tödlichem Myokardinfarkt, nicht-tödlichem Schlaganfall oder koronarer Revaskularisierung. Die Rekrutierung der Patienten in die Studie ist inzwischen abgeschlossen. Die Studienergebnisse werden für 2022/2023 erwartet.

Bempedoinsäure ist am 21. Februar 2020 von der US-amerikanischen FDA für die Behandlung von Erwachsenen mit heterozygoter familiärer Hypercholesterinämie oder bestehender durch Arteriosklerose bedingter kardiovaskulärer Erkrankung zugelassen worden, wenn diese eine zusätzliche Senkung von LDL-Cholesterin benötigen. Die US-Zulassung einer Fixkombination von Bempedoinsäure mit Ezetimib wird zeitnah erwartet. In Europa ist der Zulassungsantrag bei der EMA eingereicht und mit einer Zulassung wird im Herbst 2020 gerechnet.

7.5.2 Einfluss von Bempedoinsäure auf Lipidparameter und Verträglichkeit

Neben der geschilderten Senkung von LDL-C senkt Bempedoinsäure bei Patienten ohne Statin-Behandlung Gesamtcholesterin um 15 %, nicht-HDL-Cholesterin um 18 % und Apolipoprotein B um ca. 15 % [101, 102]. Von besonderem Interesse ist, dass durch Bempedoinsäure auch hochsensitives C-reaktives Protein (hsCRP) bei Statin-behandelten Patienten um 21 % und bei Patienten ohne Statin um ca. 25–30 % gesenkt wird. Die Senkung von hsCRP wird mit einer direkten Aktivierung der AMP-aktivierten Proteinkinase in den Makrophagen erklärt [103]. Die Kombination eines Statins mit Ezetimib senkt hsCRP lediglich um 9–10 % [104, 75], während PCSK9-Antikörper keinen Einfluss auf hsCRP haben [105]. Die CLEAR OUTCOMES-Studie muss zeigen, ob die Senkung von hsCRP für die Patienten einen zusätzlichen klinischen Nutzen bringt.

Hinsichtlich der Verträglichkeit wurde in der gemeinsamen Analyse von vier Studien mit 3600 Patienten gezeigt, dass Nasopharyngitis unter Bempedoinsäure häufiger berichtet wurde. Beim Sicherheitslabor zeigt sich ein leichter und nach Absetzen reversiblen Abfall im Hämoglobin (–0,31 g/dL) sowie ein moderater Anstieg von Creatinin und Harnsäure im Serum. Letzteres wird mit der Interaktion von Bempedoinsäure mit dem organischen Anionentransporter OAT2 in der Niere erklärt, der auch für den Transport von Creatinin und Harnsäure verantwortlich ist [106].

7.6 Fibrate

Die lipidsenkenden Effekte der Fibrate sind durch Stimulation des nukleären Transkriptionsfaktors PPARα vom Typ der Peroxisom-Proliferator-aktivierenden Rezeptoren zu erklären. Fibrate steigern in der Muskulatur die Aktivität der Lipoproteinlipase und damit die Umwandlung von VLDL über IDL zu LDL. Die dabei anfallenden freien Fettsäuren werden in erhöhtem Maße in Leber und Muskel aufgenommen und durch ß-Oxidation abgebaut. Zudem werden die VLDL-Freisetzung aus der Leber und die Cholesterinbildung in der Leber vermindert. HDL-Cholesterin steigt an.

7.6.1 Klinische Wirksamkeit

Der klinische Nutzen von Fibraten zur Reduktion kardiovaskulärer Ereignisse ist weniger robust als die Datenlage für Statine.

In den durchgeführten Studien scheint die Risikoreduktion unter der Therapie mit Fibraten proportional zur Reduktion von nicht-HDL-Cholesterin zu sein. Die Helsinki Heart Studie konnte eine signifikante Reduktion kardiovaskulärer Ereignisse durch die Behandlung mit Gemfibrozil zeigen [107]. Nachfolgende Studien mit anderen Fibraten konnten diese Ergebnisse nicht bestätigen. Auch zwei Metaanalysen konnten einen generellen Nutzen von Fibraten nicht bestätigen [108, 109].

Aufgrund des strittigen Nutzens haben die Fibrate in der Therapie deutlich an Bedeutung verloren. So gilt sowohl in der Primärprävention als auch in der Behandlung von Hochrisiko-Patienten das primäre Augenmerk der Senkung von LDL-Cholesterin. Nur wenn die LDL-C-Werte im Zielbereich und die Triglyceride noch > 200 mg/dL sind, kann eine zusätzliche Behandlung mit Fenofibrat oder Bezafibrat in Erwägung gezogen werden (Empfehlungsgrad Klasse IIb – B (Primärprävention) bzw. IIBb – C bei Hochrisiko-Patienten) [17].

Obwohl triglyzeridreiche Lipoproteine als kardiovaskulärer Risikofaktor akzeptiert sind, sind begleitende diätetische Maßnahmen und insbesondere eine Alkoholkarenz zur Senkung von erhöhten Triglyceriden mit in Betracht zu ziehen.

7.6.2 Einfluss von Fibraten auf Lipidparameter und Verträglichkeit

Fibrate bewirken vor allem eine Senkung der Triglyceride um bis zu 30–50 %, während die Senkung von LDL-Cholesterin in der Regel weniger als 20 % beträgt. HDL-Cholesterin kann um bis zu 20 % erhöht werden.

Unter der Therapie mit Fibraten kann das Serumcreatinin und Homocystein ansteigen. Transiente Anstiege der Lebertransaminasen und der Creatinkinase sowie Cholelithiasis sind bekannte Nebenwirkungen der Fibrate. Das Risiko einer Myopathie ist unter Fibraten (besonders unter Gemfibrozil) um bis zu 5,5-fach erhöht.

Vorsicht ist bei der Kombination von Fibraten (insbesondere Gemfibrozil) mit Statinen geboten [110, 111]. So inhibieren Gemfibrozil selbst und seine glukuronidierten Metabolite eine Reihe von Cytochrom-P450-Enzymen und Glukuronyltransferasen, wodurch es zu ausgeprägten Arzneimittelinteraktionen (z. B. mit Vitamin-K-Antagonisten oder oralen Antidiabetika) kommen kann. Außerdem inhibiert Gemfibrozil die hepatische Aufnahme von Statinen durch Blockade des Aufnahmetransporters OATP1. Aufgrund der dadurch bedingten erhöhten Statin-Plasmakonzentrationen im Blutkreislauf ist das Risiko für Myopathie/Rhabdomyolyse deutlich erhöht.

7.7 Omega-3-Fettsäuren

Omega-3-Fettsäuren sind in Algen, Pflanzen oder Fischen als Carbonsäureester beziehungsweise Triglyceride enthalten. Pflanzen enthalten fast ausschließlich α-Linolensäure, während in Fettfischen – wie Aal, Karpfen und Sardine – und Algen vorwiegend Docosahexaensäure (DHA) und Eicosapentaensäure (EPA) vorkommen können. Daneben sind Omega-3-Fettsäure-haltige Präparate umsatzstarke Nahrungsergänzungsmittel.

In höheren Dosierungen (2–4 g/Tag) senken sie die Triglyceride um bis zu 45 % und Apo-B-haltige Lipoproteine. Der Wirkungsmechanismus ist nur unvollständig verstanden.

7.7.1 Klinische Wirksamkeit

Der therapeutische Stellenwert war lange Zeit sehr umstritten. So konnte eine im Jahr 2018 publizierte Metaanalyse von zehn Studien mit über 77.000 Patienten keine Reduktion vaskulärer Ereignisse durch Omega-3-Fettsäuren nachweisen [112]. Auch in einer Cochrane-Analyse mit 112.059 Patienten fand sich kein Nutzen hinsichtlich Sterblichkeit jeglicher Ursache oder kardiovaskulärer Ereignisse [113]. Die ASCEND-Studie hat den Nutzen von 1 g Fischölkapseln mit 840 mg Omega-3-Fettsäuren (460 mg of Eicosapentaensäure [EPA] und 380 mg Docosahexaensäure [DHA]) bei 15.480 Diabetikern untersucht und konnte keine Reduktion schwerer vaskulärer Ereignisse nachweisen [114]. Auf der Grundlage dieser Daten ist der Ausschuss für Humanarzneimittel (CHMP) der European Medicines Agency (EMA) am 14.12.2018 in einem Gutachten zur Schlussfolgerung gekommen, dass Omega-3-Fettsäure-haltige Arzneimittel bei Patienten, die einen Herzinfarkt hatten, nicht wirksam sind, um vor weiteren Herz- und Gefäßproblemen zu schützen. Die Schlussfolgerung bedeutet, dass diese Arzneimittel nicht länger für eine solche Anwendung zugelassen sein werden.

Die Datenlage hat sich durch die beim Kongress der American Heart Association 2018 erstmals präsentierte REDUCE-IT-Studie deutlich verändert. REDUCE-IT hat doppelblind den Einfluss von 2 x täglich 2 g eines hoch aufgereinigten Präparates, das den Ethylester der Eicosapentaensäure (Handelsbezeichnung in USA: Vascepa™) enthält, in der Sekundärprävention bei Patienten mit kardio- und zerebrovaskulärer atherothrombotischer Erkrankungen bzw. bei Diabetikern mit zusätzlichen Risikofaktoren für kardiovaskuläre Erkrankungen (d. h. in der Primärprävention) untersucht [18]. Die Patienten mussten Triglycerid-Werte zwischen ≥ 150 mg/dL und < 500 mg/dL aufweisen, waren jedoch mit Statinen ± Ezetimib auf LDL-C-Werte ≤ 100 mg/dL eingestellt. Der Ethylester der Eicosapentaensäure senkte wie erwartet die Triglyceride um etwa 20 % ab, wohingegen der Unterschied zwischen Placebo und Verum im LDL-C nur 6,6 % betrug. Bei Abschluss der Studie waren kardiovaskuläre Ereignisse (auch kardiovaskuläre Todesfälle) und Schlaganfälle mit relativ 25 % bei einer mittleren Nachbeobachtungsdauer von 4,9 Jahren sehr stark gesenkt. Die number needed to treat (NNT) war mit 21 über fünf Jahre ausgesprochen niedrig.

Die zeitgleich publizierte VITAL-Studie konnte unter niedriger Dosierung von 840 mg Omega-3-Fettsäuren (eine Fischölkapsel mit 460 mg EPA und 380 mg DHA) wiederum keinen Nutzen in der Primärprävention kardiovaskulärer Ereignisse zeigen [115].

Die aktuellen Leitlinien der Europäischen Gesellschaft für Kardiologie (ESC) und der Europäischen Arteriosklerose Gesellschaft (EAS) zur Behandlung von Dyslipidämien empfehlen deshalb, die Behandlung mit dem Eicosapentaensäureethylester in einer Dosierung von 2x2 g täglich (Klasse IIa – B Empfehlungsstärke) nur für Patienten mit zumindest hohem kardiovaskulärem Risiko und erhöhten Triglyceriden (135–499 mg/dL) trotz Statintherapie. Das entsprechende Arzneimittel (Vascepa™) ist derzeit nur in USA auf Rezept erhältlich; die Zulassung in Europa ist bei der EMA beantragt.

7.7.2 Einfluss von Omega-3-Fettsäuren auf Lipidparameter und Verträglichkeit

In der REDUCE-IT-Studie wurden die Triglyceride vom Einschluss in die Studie bis zum Zeitpunkt zwölf Monate um 18,3 % relativ entsprechend 39,3 mg/dL gesenkt. LDL-Cholesterin veränderte sich in diesem Beobachtungszeitraum nur marginal (+3,1 %) und deutlich geringer als im Placeboarm, der mit Paraffinöl gefüllte Kapseln erhielt (+10,2 %).

Das Interaktionspotenzial von Omega-3-Fettsäuren mit anderen Arzneimitteln ist gering. Die häufigste unerwünschte Wirkung sind gastrointestinale Störungen. In REDUCE-IT traten klinisch unter der Behandlung mit 2x2 g Eicosapentaensäureethylester im Vergleich zu Placebo mehr Vorhofflimmern (5,3 % vs. 3,9 %) und mehr periphere Ödeme (6,5 % vs. 5,0 %) auf [18].

7.8 Lipidapherese

Die Apherese ist eine Methode zur extrakorporalen Entfernung von pathogenen Bestandteilen (Proteine, proteingebundene Substanzen und Zellen) aus dem Blut oder Blutplasma des Patienten ähnlich der Hämodialyse. Nach der »Blutwäsche« wird das derart »gereinigte« Blut wieder in den Körper zurückgeführt.

Die Lipidapherese oder Lipoproteinapherese wird zur Entfernung von LDL-Cholesterin, Lipoprotein(a) und Triglyceriden aus dem Blut bei verschiedenen schweren Fettstoffwechselstörungen angewandt, wenn diese medikamentös nicht oder nicht ausreichend therapierbar sind. Bei Patienten mit einer schweren Hypercholesterinämie, bei denen grundsätzlich mit einer über zwölf Monate dokumentierten maximalen diätetischen und medikamentösen Therapie das LDL-Cholesterin nicht ausreichend gesenkt werden kann, ist die Lipidapherese indiziert. Aus diesem Grund wird die Lipidapherese insbesondere auch bei Patienten eingesetzt, die an der homozygoten Form der familiären Hypercholesterinämie (HoFH) leiden, da diese auf eine diätetische und medikamentöse Therapie zur Senkung des LDL-Cholesterins nur unzureichend ansprechen.

Auch Hochrisiko-Patienten mit isolierter Lipoprotein(a)-Erhöhung werden mit Lipidapherese behandelt. Der Gemeinsame Bundesausschuss (G-BA) hat im Jahr 2008 einen Beschluss zur Indikation für eine Lipidapheresetherapie bei Patienten mit isolierter Erhöhung von Lp(a) gefasst. Danach müssen folgende Kriterien erfüllt sein:

1. Überschreitung des Grenzwertes für Lp(a) von 60 mg/dL
2. Einstellung eines optimalen LDL-C-Spiegels
3. Progression der arteriosklerotischen Erkrankung, entweder klinisch (d. h. wiederholte kardiovaskuläre Ereignisse) oder durch Bildgebung dokumentiert.

Die Behandlungsfrequenz ist üblicherweise einmal wöchentlich, kann aber auch einmal alle zwei Wochen bis zweimal in der Woche betragen. Die Dauer einer Apherese-Sitzung beträgt 1–4 Stunden. Aufgrund der erheblichen Kosten von ca. 1.000 € pro Apheresebehandlung d. h. ca. 40–50.000 €/Jahr muss die Behandlung in einem aufwändigen Antragsverfahren für jeden Patienten individuell beantragt und genehmigt werden.

7.8.1 Klinische Wirksamkeit

Seit dem Einsatz des Plasmaaustauschs 1974 wurden sechs verschiedene Methoden der Lipidapherese entwickelt, die alle in der ärztlichen Praxis eingesetzt werden:

- die Heparin-induzierte extrakorporale LDL-Präzipitation (HELP)
- die Lipidfiltration
- die Dextran-Sulfat-Cellulose-Adsorption (DSA) aus Plasma
- die Immunadsorption (IA)

sowie die beiden Vollblutverfahren:

- die Dextran-Sulfat-Cellulose-Adsorption (Lipidadsorption)
- die Polyacrylatadsorption (Direkte Adsorption von Lipoproteinen, DALI-Verfahren)

LDL-Cholesterin wird durchschnittlich um 60–75 % gesenkt. Klinische Ergebnisse liegen insbesondere zur Apherese bei erhöhtem Lp(a) vor. In einer retrospektiven multizentrischen Studie bei 120 Hochrisikopatienten wurde im longitudinalen Verlauf eine deutliche Abnahme von neuen kardiovaskulären Ereignissen um über 80 % berichtet [116]. Die prospektiv multizentrische Pro(a)-Life-Studie konnte diese Ergebnisse bei 170 Patienten und einer Apheresebehandlung von bis zu fünf Jahren bestätigen [117, 118]. Vergleichbare Ergebnisse liegen für über 1000 Patienten, die im Deutschen Lipoproteinapherese-Register erfasst sind, vor [119]. Klinische Fallberichte aus Apherese-Zentren stimmen mit diesen Ergebnissen überein.

Der PCSK9-Antikörper Evolocumab hat in der FOURIER-Studie Lp(a) um etwa 27 % gesenkt [120]. Möglicherweise könnten PCSK9-Antikörper angewendet werden, um die Intervalle zwischen den Lipidapherese-Sitzungen zu verlängern.

7.8.2 Einfluss der Lipidapherese auf Lipidparameter und Verträglichkeit

Alle Therapieverfahren können den LDL-C-Spiegel im Blut um durchschnittlich 60–70 % pro Therapiesitzung senken. Langfristig wird der LDL-C-Wert im Schnitt um 42 % (Sägezahnphänomen) verringert. Die Lipidapherese ist die derzeit wirkungsvollste Methode, um Lp(a) zu senken. Daneben werden auch Triglyceride, Fibrinogen und Immunglobulin entfernt. Eine Übersicht über die Effektivität der verschiedenen Verfahren gibt die folgende Tabelle 8 [121, 122]:

Tab. 8: Vergleich der Elimination von Lipiden, Fibrinogen und IgG durch die verschiedenen Lipidapherese-Verfahren

	Lipid-Filtration	**HELP**	**DALI**	**Dextran-Sulfat-Adsorption**	**LA**
LDL-Cholesterin (%)	61–68	55–61	53–76	49–75	62–69
HDL-Cholesterin (%)	6–17	5–17	05–29	4–17	9–27
Lp(a) (%)	61–74	55–68	28–74	19–70	51–71
Triglyceride (%)	38-56	20–53	29–40	26–60	34–49
Fibrinogen (%)	42–51	51–58	13–16	17–40	15–21
IgG (%)	14	16	15–20	11	25

7.9 Ausblick auf neue Therapieprinzipien in klinischer Entwicklung

7.9.1 Inclisiran zur Senkung von PCSK9 durch siRNA-Interferenz

Während die PCSK9-Antikörper im Plasma des Patienten zirkulierendes PCSK9 binden und damit neutralisieren, greift Inclisiran (ALN-PCS) via RNA-Interferenz direkt in die intrazelluläre Synthese von PCSK9 in der Leber ein [123]. siRNA steht für »small interfering RNA«, also kurzen RNA-Molekülen, die mit entsprechenden Messenger-RNAs (mRNA) in der Zelle Basenpaare bilden können und darüber zu einer schnellen Degradation der mRNA führen.

Inclisiran ist ein als Nanopartikel formuliertes Molekül, das parenteral verabreicht werden muss, und dann im Hepatozyten spezifisch die für PCSK9 kodierende mRNA spaltet. In der Folge wird die Synthese von PCSK9 für Monate inhibiert, und es kommt zu einer Hochregulation der LDL-Rezeptoren mit nachfolgendem Abfall von LDL-Cholesterin.

In Dosis-Findungs-Studien wurde gezeigt, dass eine Einzeldosis von 300 mg Inclisiran das LDL-Cholesterin um bis zu 51 % über 90 Tage reduziert [124]. In den laufenden klinischen Studien wird Inclisiran in einer Dosis von 300 mg am 1. Tag, nach 90 Tagen und dann jeweils alle sechs Monate verabreicht. 48 Stunden nach einer Injektion kann im Plasma kein Wirkstoff mehr nachgewiesen werden.

In bisher nur bei Kongressen vorgetragenen Studien wurde die Wirksamkeit hinsichtlich LDL-C-Senkung und die Sicherheit von Inclisiran über 18 Monate untersucht. Die ORION-10-Studie hat 1561 Patienten mit atherosklerotischer kardiovaskulärer Erkrankung, die unter maximal verträglicher Statintherapie noch immer LDL-C-Werte von ≥ 70 mg/dL hatten, zu Inclisiran oder Placebo randomisiert [125]. Inclisiran hat bei zweimal jährlicher Verabreichung das LDL-C dauerhaft und potent um über 50 % gesenkt. Die Verträglichkeit war vergleichbar mit Placebo.

Die ORION-9-Studie hat 482 Patienten mit heterozygoter familiärer Hypercholesterinämie, die unter maximaler etablierter Therapie (Statin ± Ezetimib) noch ein LDL-C von über 150 mg/dL hatten, ebenfalls zu Inclisiran oder Placebo randomisiert und über 18 Monate verabfolgt [126]. Inclisiran senkt LDL-C über die Behandlungsdauer um 45 % oder im Mittel um 70 mg/dL. Die Wirkung ist vom Genotyp der familiären Hypercholesterinämie unabhängig. Abgesehen von geringen lokalen Reaktionen an der Injektionsstelle gab es auch in dieser Studie keine vermehrten unerwünschten Wirkungen in den mit Inclisiran behandelten Patienten.

Eine große Phase-III-Studie (HPS-4/TIMI 65/ORION-4) untersucht jetzt, ob schwerwiegende kardiovaskuläre Ereignisse durch Inclisiran reduziert werden. Die Studie hat im Oktober 2018 begonnen, wird 15.000 Patienten einschließen und voraussichtlich fünf Jahre dauern (ClinicalTrials.gov Identifier: NCT03705234).

7.9.2 Impfung gegen PCSK9

Beim Kongress der Europäischen Gesellschaft für Kardiologie wurden Ende August 2018 interessante erste Daten zu einer spezifischen aktiven Immunisierung gegen PCSK9 vorgestellt [127, 126]. Bei dieser ersten Studie am Menschen erhielten die Teilnehmer drei Dosierungen im Abstand von vier Wochen und nach einem Jahr eine Booster-Gabe verschiedener Formen dieses neuen Therapiekonzepts (Vakzine). Es wurde ein Abfall des LDL-Cholesterins um im Mittel etwa 13 % beobachtet. Weitere Schritte für diese innovative Entwicklung sind jetzt nach der Proof-of-Concept-Studie die Steigerung der Wirksamkeit und die Optimierung der Verträglichkeit.

7.9.3 Lipoprotein(a) als Risikofaktor

Lipoprotein (a) hat eine weitgehende Strukturähnlichkeit mit LDL-Cholesterin. Lp(a) enthält zwei Apolipoproteine: Apolipoprotein B-100, das auch bei LDL und VLDL vorkommt, sowie Apolipoprotein (a). Apolipoprotein (a) hat große Strukturähnlichkeit mit Plasminogen, wobei Lp(a) aber keine fibrinolytische Aktivität hat. Die Konzentration von Lipoprotein(a) (Lp(a)) wird weder durch Ernährung noch durch Sport beeinflusst, die Konzentrationen sind vorwiegend genetisch determiniert. In den letzten Jahren haben mechanistische, epidemiologische und genetische Studien gezeigt, dass erhöhte Lp(a)-Konzentrationen im Plasma einen unabhängigen genetischen Risikofaktor für kardiovaskuläre Erkrankungen und für die Entwicklung einer Aortenstenose darstellen [29, 128].

Die Bedeutung von Lp(a) als unabhängiger kardiovaskulärer Risikofaktor wurde in einer kürzlich veröffentlichten Metaanalyse weiter herausgearbeitet [62]. Die Autoren haben die Daten von sieben randomisierten, Placebo-kontrollierten Studien mit insgesamt über 29.000 Patienten analysiert, wovon etwa die Hälfte mit Statinen behandelt wurde. Es besteht eine nahezu lineare Assoziation von kardiovaskulären Ereignissen mit steigenden Lp(a)-Werten auch nach umfangreicher statistischer Adjustierung für Alter, Geschlecht, vorbestehende kardiovaskuläre Erkrankung sowie bekannte kardiovaskuläre Risikofaktoren. Diese Assoziation ist bei Patienten unter Statintherapie ausgeprägter als bei Patienten unter Placebo und noch prägnanter bei jüngeren Patienten (< 60 Jahre). In zwei weiteren Metaanalysen konnte zudem gezeigt werden, dass Statine die Plasmakonzentration von Lp(a) erhöhen [62, 63].

7.9.3.1 Therapeutische Ansätze zur Senkung von Lipoprotein(a)

Wie im vorherigen Abschnitt erläutert, kommt es unter der Therapie mit Statinen zu einem Anstieg von Lp(a) [62, 63]. Nikotinsäure-Derivate senken Lp(a) um etwa 20 %. In zwei großen randomisierten Studien wurden retardierte Nikotinsäure-Präparate zusätzlich zu Statinen verabreicht, hatten aber keinen Einfluss auf kardiovaskuläre Ereignisse [129, 130]. Neben der fehlenden Prognoseverbesserung traten vermehrt Infektionen und schwere Blutungen auf, weshalb die Zulassung der Fertigarzneimittel mit Nikotinsäure durch die EMA widerrufen wurde.

Cholesterinester-Transferprotein-Inhibitoren (CETP-Inhibitoren), die ursprünglich entwickelt wurden, um eine Prognoseverbesserung durch pharmakologische Erhöhung von HDL-Cholesterin zu erzielen, sollten daneben aber auch Lp(a) um 24-40 % senken. Die weitere Entwicklung der Substanzklasse der CETP-Inhibitoren wurde eingestellt. Die Studienprogramme mit den Arzneistoffen Torcetrapib, Dalcetrapib, und Evacetrapib wurden beendet, da sie in großen klinischen Studien keine Prognoseverbesserung zeigten bzw. Torcetrapib sogar mit einem erhöhten Risiko von kardiovaskulären Ereignissen und einer erhöhten Sterblichkeit, möglicherweise bedingt durch eine Blutdruckerhöhung, einherging. Anacetrapib konnte in der REVEAL-Studie zusätzlich zur maximalen Statintherapie zwar eine relative Risikoreduktion um 9 % für den kombinierten klinischen Endpunkt aus koronarem Tod, Myokardinfarkt und koronarer Revaskularisierung nachweisen [131], der Hersteller hat aber auf eine Zulassung von Anacetrapib verzichtet.

Wie im Abschnitt 7.4 dargestellt, senken die PCSK9-Antikörper Alirocumab oder Evolocumab Lp(a) um etwa 25 % [132, 120]. Für Patienten mit stark erhöhten Lp(a)-Werten ist daher die Lipoprotein-Apherese derzeit in Deutschland die einzig verfügbare und effektivste Therapie zur Senkung von Lp(a). Eine Therapie mit Antisense-Oligonukleotiden (ASO) kann hier künftig ein alternatives Therapiekonzept darstellen.

7.9.3.2 Antisense-Oligonukleotide (ASOs) zur Senkung von Lipoprotein(a)

Antisense-Oligonukleotide (ASOs) sind chemisch synthetisierte Oligonukleotide mit einer Größe von im Allgemeinen 12–30 Nukleotiden, wodurch sie spezifisch an die Target-RNA binden können. Nach der Bindung an die RNA können die ASOs die Funktion der RNA durch verschiedene spezifische Mechanismen wie Spaltung, Degeneration oder Blockade modifizieren. Die Mehrzahl der verfügbaren ASOs fördern die Spaltung der RNA durch die RNAase H1. Die RNAase H1 findet sich in den meisten Zellen und hat dort verschiedene Funktionen, darunter die Degradation der mRNA, wodurch letztlich die Bildung des betreffenden Proteins verhindert wird. Durch verschiedene chemische Modifikationen wird die Nuklease-Resistenz der therapeutisch genutzten ASOs erhöht und die Bindungsaffinität gesteigert.

ApoB ASOs haben als Wirkungsmechanismus die spezifische Bindung an die Apolipoprotein B-100mRNA, wodurch die Translation des ApoB-100 Proteins blockiert wird und die Synthese von ApoB-enthaltenden Lipoproteinen in der Leber reduziert wird. Mipomersen wird in einer Dosis von 200 mg einmal wöchentlich subkutan injiziert. Eine Metaanalyse von vier Phase-III-Studien umfasst die Daten von 382 Patienten, von denen zwei Drittel Mipomersen zusätzlich zur maximalen lipidsenkenden Therapie über sechs Monate erhielten [133]. Mipomersen senkt Lp(a) im Mittel um 26 % und LDL-C um etwa 36 %. Neben Grippe-ähnlichen Symptomen ist die beobachtete Lebertoxizität zu beachten. So kommt es bei ca. 20 % der Patienten zu Anstiegen der Leber-Transaminasen (Alanin-Aminotransferase (ALT/GPT)), und das Risiko der Entwicklung einer hepatischen Steatose, d. h. die Ansammlung von Fett in der Leber ist erhöht [134, 135].

Mipomersen ist seit 2012 in den USA, aber nicht in Deutschland zur Behandlung von Patienten mit homozygoter familiärer Hypercholesterinämie zugelassen.

Anfang 2020 wurden die Ergebnisse der Phase-II-Dosis-Findungs-Studie von AKCEA-APO(a)-L_{Rx} – einem ASO mit dem Target Apolipoprotein(a) – publiziert [41]. AKCEA-APO(a)-L_{Rx} wurde ausgehend von den Vorläufermolekülen ISIS 144 367 und ISIS-APO(a)$_{Rx}$ entwickelt. In Tierversuchen konnte gezeigt werden, dass ISIS-APO(a)$_{Rx}$ die Apolipoprotein(a) mRNA in der Leber um 97 % reduziert, was bei der höchsten untersuchten Dosierung zu einem Abfall von Lp(a) um 90 % führte [136]. Nach ersten Proof-of-Concept-Studien im Menschen wurde ISIS-APO(a)$_{Rx}$ durch Anfügung von N-Acetylgalactosamin modifiziert, um eine schnellere und spezifischere Aufnahme über den Asialoglykoprotein-Rezeptor in die Leber als Wirkort zu erzielen [137]. Die mit dem ASO AKCEA-APO(a)-LRx (ISIS 681257) durchgeführte Dosis-Findungs-Studie hat 286 Patienten mit kardiovaskulärer Erkrankung und einem erhöhten Lp(a) von > 60 mg/dL eingeschlossen und über sechs bis zwölf Monate behandelt. Die Studienteilnehmer hatten zu über 90 % Statine, etwa 50 %

Ezetimib und etwa 20 % einen PCSK9-Antikörper als lipidsenkende Therapie. Die Patienten erhielten in den verschiedenen Kohorten subkutan 20, 40 oder 60 mg des Wirkstoffs alle vier Wochen, 20 mg alle zwei Wochen oder 20 mg wöchentlich bei einem Lp(a) zwischen im Mittel 82 und 99 mg/dL. Die Kontrollgruppe erhielt Placebo. In Abhängigkeit von der Dosierung kann Lp(a) bei einmal wöchentlicher subkutaner Injektion von 20 mg AKCEA-APO(a)-LRx um bis zu 80 % gesenkt werden. Unter diesem Dosisschema fallen die Lp(a)-Werte bei 98 % der Studienteilnehmer unter den Schwellenwert von 50 mg/dL ab. Das LDL-C wurde bei wöchentlicher Gabe von 20 mg AKCEA-APO(a)-LRx um 16 % gesenkt. Als unerwünschte Wirkungen traten im Wesentlichen nur lokale Reaktionen an der Injektionsstelle auf.

In der geplanten großen Phase-III-Studie (Lp(a)HORIZON Outcome-Studie) wird AKCEA-APO(a)-L_{Rx}, das nach Übernahme durch Novartis jetzt TQJ230 heißt, vermutlich in einer Dosierung von 80 mg einmal pro Monat verabreicht. Eingeschlossen werden über 7.500 Patienten mit nachgewiesenen kardio- oder cerebrovaskulären Erkrankungen, die bei optimierter LDL-C-senkender Therapie erhöhte Lp(a)-Werte (≥ 70 mg/dL) aufweisen. Ziel ist, nachzuweisen, dass die zusätzliche Behandlung mit dem ASO TQJ230 schwerwiegende kardiovaskuläre Ereignisse (kardiovaskulärer Tod, nicht-tödlicher Myokardinfarkt, nicht-tödlicher Schlaganfall und dringliche koronare Revaskularisierungseingriffe) im Vergleich zu Placebo senkt.

8. Statin-assoziierte Muskel-Symptome (SAMS)

In der klinischen Praxis und in Beobachtungsstudien berichten zwischen 5 und 20 % der Patienten Statin-assoziierte Muskel-Symptome (SAMS) [138]. Dabei besteht eine auffällige Diskrepanz zwischen der Inzidenz in Anwendungsbeobachtungen/ Registern und in randomisierten Studien. Die Häufigkeit von Muskelbeschwerden in randomisierten Studien ist deutlich geringer und unterscheidet sich kaum zwischen der Statin- und Placebogruppe [139]. Die Ursachen sind vielfältig. In einigen Studien wurden Patienten mit Muskelbeschwerden oder Statin-Unverträglichkeiten ausgeschlossen. Auch könnten leichte Muskelbeschwerden nicht immer systematisch erfasst worden sein.

Klinisch ist die Präsentation der Patienten mit Statin-assoziierten Muskel-Symptomen heterogen [140]. Die Patienten berichten von Schmerzen, Verspannungen, Steifheit oder Krämpfen, die von Muskelschwäche begleitet sein können. Sie sind der Hauptgrund für die Non-Adhärenz bzw. Therapieabbrüche. Möglicherweise sind körperlich Aktive besonders betroffen. Meist ist die Kreatinkinase nicht erhöht. Bei Patienten, die sich körperlich oder sportlich betätigen, kann aber eine leichte CK-Erhöhung auf bis zu 400 U/L nicht von einer physiologischen Steigerung nach Trainingsbelastung differenziert werden.

CK-Erhöhungen über das Zehnfache der oberen Grenze des Normalbereichs treten mit einer Inzidenz von 1:1 000–1:10 000 pro Jahr auf [141]. Die Einnahme des Statins muss in diesem Fall unterbrochen bzw. abgesetzt werden, wobei sich die CK-Aktivität innerhalb weniger Wochen wieder normalisiert. Noch seltener (circa 1 pro 100 000 Patienten) sind schwerste Muskelschädigungen mit massiver Freisetzung von Myoglobin (Rhabdomyolyse). Die Rhabdomyolyse ist von sehr hoher CK-Aktivität und Myoglobinurie begleitet. Sie kann zu akutem Nierenversagen mit Todesfolge führen.

Die Pathophysiologie von SAMS ist noch nicht vollständig verstanden. Mögliche zelluläre Ursachen sind in einer Übersichtsarbeit [140] zusammengestellt worden:

- verminderte Konzentrationen der Endprodukte des Mevalonat-Stoffwechselwegs (Cholesterinbiosynthese)
- vermindertes sarkolemmales und/oder sarkoplasmatisches retikulares Cholesterin
- erhöhtes myozelluläres Fett und/oder Sterole
- Hemmung der Produktion von prenylierten Proteinen oder Guanosintriphosphatase
- Änderungen im Katabolismus der Muskelproteine
- vermindertes myozelluläres Kreatin
- Änderungen in der Kalzium-Homöostase
- immunvermittelte Effekte der Statine und Auswirkungen auf die Funktion der Mitochondrien

Es besteht aber auch ein nicht zu unterschätzender Nocebo-Effekt. In die GAUSS-3-Studie wurden 511 Patienten mit anamnestischer Statin-Intoleranz eingeschlossen. Die Patienten konnten weder Atorvastatin in niedriger Dosis (10 mg/Tag) oder auch andere Statine in niedrigster Dosis aufgrund von darunter aufgetretenen SAMS einnehmen. In der Run-in-Phase der Studie erhielten alle Patienten dann für jeweils zehn Wochen verblindet jeweils Atorvastatin 20 mg/Tag bzw. Placebo. Interessant war die Häufigkeit der von den Patienten berichteten Muskelbeschwerden:

- 42,6 % der Patienten hatten Symptome unter Atorvastatin aber nicht unter Placebo
- 26,5 % der Patienten hatten Symptome unter Placebo aber nicht unter Atorvastatin
- 9,8 % der Patienten hatten Symptome sowohl unter Placebo als auch unter Atorvastatin
- 17,3 % der Patienten hatten keine Symptome unter jeglicher Behandlung

Auch eine an der Mayo-Klinik durchgeführte Untersuchung an über 11.000 Patienten hat gezeigt, dass bei sorgfältiger Betreuung der Patienten, die Statine aufgrund von Nebenwirkungen abgesetzt hatten, letztlich über 90 % ein Statin (ggf. anderer Wirkstoff / reduzierte Dosierung) einnehmen können [142].

Die Abbildung 11 zeigt einen Algorithmus zum möglichen Vorgehen bei Statin-assoziierten Muskelbeschwerden.

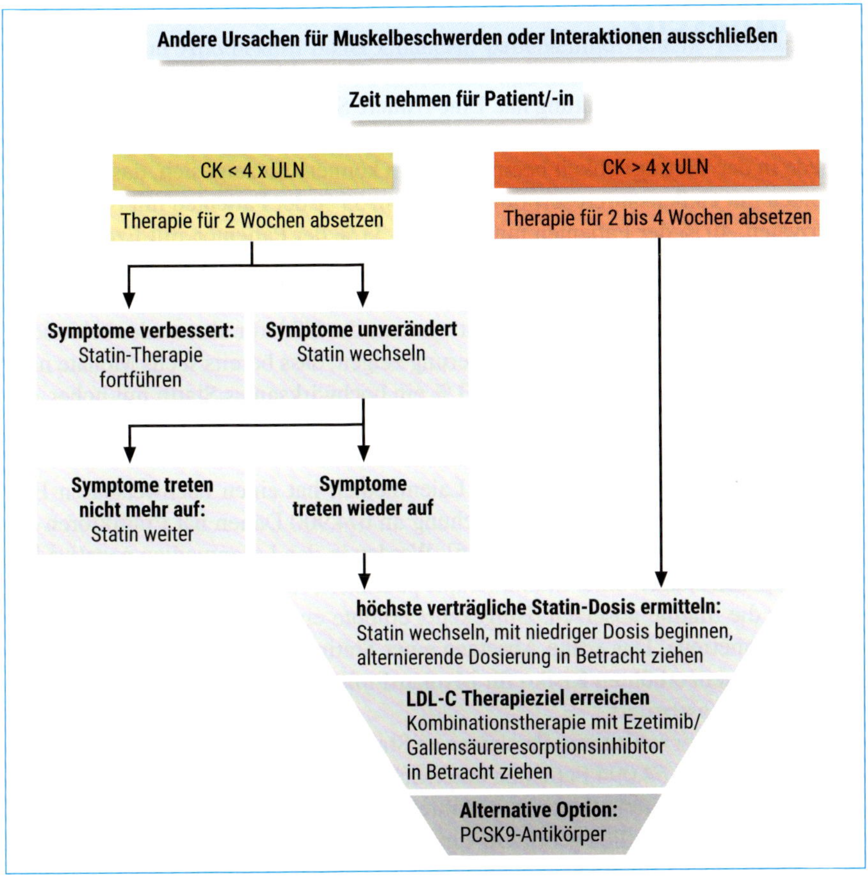

Abb. 11: Vorgehen bei Statin-assoziierten Muskelbeschwerden. CK – Creatinkinase; ULN – Oberer Grenzwert des Labor-Normalbereichs für die Creatinkinase. Modifiziert nach [140]

In der Laienpresse wird häufig geraten, zur Behandlung von Statin-assoziierten Muskelbeschwerden Coenzym Q10 oder Vitamin D einzunehmen. Eine Metaanalyse hat eine Besserung der Muskelbeschwerden durch Einnahme von Coenzym Q10 gezeigt [143]. Es ist aber zu berücksichtigen, dass die zwölf ausgewerteten Studien lediglich 575 Patienten umfassten, d. h. belastbare randomisierte Studien liegen hierzu nicht vor.

10. Therapiestrategien in verschiedenen klinischen Situationen

10.1 Familiäre Dyslipidämien

Erhöhte Blutfette sind zu einem erheblichen Ausmaß genetisch determiniert. Die Mehrzahl der Patienten mit erhöhten Lipiden folgt vermutlich einem polygenen Vererbungsmuster [17]. Zum Teil reicht aber auch eine monogenetische Veränderung aus, um signifikant erhöhte Spiegel von Triglyceriden, LDL- oder HDL-Cholesterin zu erreichen. Meistens sind hierbei mehrere Familienmitglieder betroffen. Veränderungen der Serumlipide betreffen häufig LDL-C, Triglyceride oder HDL-C und sind charakteristisch für die entsprechende familiäre Hyperlipidämie [151]. Eine Übersicht über genetisch bedingte familiäre Dyslipidämien gibt Tabelle 9.

Tab. 9: Genetisch bedingte Erkrankungen der Dyslipidämien

Erkrankung	Prävalenz	Gene	Lipoproteinprofil
HeFH	1 in 200–250	LDLR APOB PCSK9	LDL-C ↑
HoFH	1 in 160 000–320 000	LDLR APOB PCSK9	LDL-C ↑
FCH	1 in 100/200	USF1 u. a.	LDL-C ↑, VLDL-C ↑, ApoB ↑
Familiäre Dysbetalipoproteinämie	1 in 5000	APOE	IDL and Chylomikron Remnants erhöht
Familiäre LPL Defizienz	2 in 10^6	LPL APOC2 APOAV, APIHBP1 LMF1	Chylomikronen and VLDL-C erhöht
Tangier Erkrankung	1 in 10^6	ABCA1	HDL-C erniedrigt
Familiäre LCAT Defizienz	1 in 10^6	LCAT	HDL-C erniedrigt

10.1.1 Familiäre kombinierte Hyperlipidämie (FCHL)

Die familiär kombinierte Hyperlipidämie (FCHL) ist eine hochprävalente Erkrankung (1:100 bis 2:200), bei der LDL-C, Triglyceride oder beide Laborparameter erhöht sind. Sie wurde 1973 zum ersten Mal beschrieben. Typischerweise haben die Erkrankten verschiedene Phänotypen einer Hyperlipidämie innerhalb einer Familie bei gleichzeitig positiver Familienanamnese für Koronare Herzerkrankung. Die FCHL ist mit einem beträchtlichen kardiovaskulären Risiko verbunden. FCHL ist keine monogenetische Erkrankung, es zeigen sich aber phänotypisch erhöhte LDL-C- und/oder Triglyceridwerte. In der Klinik wird diese Kombination häufig übersehen. Eine Kombination erhöhter ApoB-Werte (> 120 mg/dL) und Triglyceride (> 133 mg/dL) zusammen mit einer Familienanamnese für Koronare Herzerkrankung führt zur Diagnose [152]. Ziel der Behandlung ist es, das LDL-C mit Statinen und diätetischen Maßnahmen in den entsprechenden Zielbereich zu bringen [17].

10.1.2 Familiäre Hypercholesterinämie (FH)

10.1.2.1 Heterozygote familiäre Hypercholesterinämie

Familiäre Hypercholesterinämie ist eine autosomal dominante, monogenetische Dyslipidämie, die zu einer frühen Manifestation kardiovaskulärer Erkrankungen wie Koronare Herzerkrankung führt. In heterozygoten Individuen ist das Risiko einer koronaren Herzerkrankung 10-fach erhöht. Es kann durch frühe Diagnose und Therapie substanziell gesenkt werden. Die Prävalenz der Erkrankung ist ca. 1/200 bis 1/250, wobei nur ein Bruchteil der Patienten identifiziert ist.

FH ist zu 95 % durch eine *loss-of-function* Mutation des LDL-Rezeptors bedingt. Andere Mutationen umfassen *loss-of-function* Mutationen des *apoB*-Gens oder *gain-of-function* Mutationen des *PCSK9*-Gens [151].

Die Diagnose ist häufig basierend auf der klinischen Präsentation. Es werden Diagnosekriterien des Niederländischen Lipid Netzwerkes (Tab. 1) oder WHO-Kriterien zurate gezogen [153, 17].

Genetische Testungen und Screeningverfahren sollten unter bestimmten Voraussetzungen wie erhöhtes Cholesterin (≥ 310 mg/dL), positive Familienanamnese für Koronare Herzerkrankung (Mann vor 55. Lebensjahr, Frauen vor 65. Lebensjahr), Xanthome der Sehnen oder plötzlicher Herztod eines Familienangehörigen durchgeführt werden. Der Patient sollte an eine Lipid-Spezialambulanz verwiesen werden. Routinemäßiges Sequenzieren des Target-Gens ist nicht angezeigt, nur wenn die entsprechende Mutation bereits bekannt ist. Es wird eine Evaluation der Familie bei gestellter Diagnose empfohlen. Bei Kindern wird empfohlen, ab dem 5. Lebensjahr auf erhöhte Cholesterinwerte zu untersuchen [154, 17].

Eine cholesterinsenkende Therapie sollte so früh wie möglich initiiert werden, typischerweise mit einer hochdosierten Statintherapie gegebenenfalls in Kombination mit Ezetimib. Gleichzeitig sollte eine Diagnostik nach Arteriosklerosekorrelaten erfolgen, um Endorganschäden früh zu detektieren. Patienten mit heterozygoter FH und sehr hohem kardiovaskulären Risiko sollten eine LDL-Cholesterin-Reduktion von > 50 % vom Ausgangswert und einem Zielwert von < 55 mg/dL erreichen. Patienten mit heterozygoter FH und hohem kardiovaskulären Risiko (ohne nachgewiesene Arteriosklerose) sollten eine LDL-Cholesterin-Reduktion von > 50 % vom

Ausgangswert und einem Zielwert von < 70 mg/dL erreichen. Sollten die Zielwerte unter Statin bzw. Ezetimib nicht erreicht werden, können PCSK9-Inhibitoren zusätzlich verabreicht werden. Sie können das Cholesterin zusätzlich zur Statintherapie um 60 % senken [155, 17].

10.1.2.2 Homozygote familiäre Hypercholesterinämie

Die homozygote familiäre Hypercholesterinämie (HoFH) ist eine seltene, monogenetische Erkrankung mit einer Prävalenz von 1:160 000 bis 1:320 000. Die Patienten präsentieren sich mit ausgeprägten Xanthomen, frühzeitiger Koronarer Herzerkrankung und Aortenklappenstenosen vor dem 20. Lebensjahr und einem Totalcholesterin von > 500 mg/dL. Sie sterben meist vor dem 30. Lebensjahr. Eine frühzeitige Überweisung in ein Spezialzentrum ist wichtig, um eine intensive cholesterinsenkende Therapie und gegebenenfalls Lipidapherese zu starten [156].

10.1.2.3 Familiäre Hypercholesterinämie bei Kindern

Die familiäre Hypercholesterinämie bei Kindern wird durch eine Kombination von erhöhtem LDL-C, positiver Familienanamnese für Koronare Herzerkrankung und genetische Tests diagnostiziert [157]. Bei Kindern mit positiver Familienanamnese für Hypercholesterinämie oder Koronarer Herzerkrankung gilt ein LDL-C-Grenzwert > 160 mg/dL, für Kinder mit nachgewiesenen Mutationen gilt ein LDL-C-Grenzwert von 130 mg/dL. Die Therapie besteht aus diätetischen Maßnahmen und einer Statintherapie. Die Zielwerte bei Kindern über zehn Jahren sind LDL-C < 135 mg/dL und unter zehn Jahren eine über 50 %-ige Reduktion des LDL-C vom Ausgangswert [17]. Eine kürzlich publizierte Studie hat Kinder bzw. Jugendliche mit familiärer Hypercholesterinämie mit Statinen behandelt. Die Nachbeobachtung über 20 Jahre hat eine verlangsamte Progression der Intima-Media-Dicke in der Carotis und eine Reduktion des Risikos für kardiovaskuläre Erkrankung gezeigt [158].

10.1.3 Familiäre Dysbetalipoproteinämie

Bei der familiären Dysbetalipoproteinämie handelt es sich um eine seltene, autosomal rezessive Erkrankung mit variabler Penetranz. Die Prävalenz beträgt 1:10 000. Bei Patienten mit familiärer Dysbetalipoproteinämie sind Cholesterin und Triglyceride erhöht. Klinisch präsentieren sich die Patienten mit eruptiven Xanthomen an Ellbogen, Knien und Handflächen. Typische Komorbiditäten sind Koronare Herzerkrankung und periphere arterielle Verschlusskrankheit. Die Mehrzahl der Patienten sind homozygot für die ApoE-Isoform E2, die für hepatische Clearance von Chylomikronen und IDL verantwortlich ist. Nach Detektion der Homozygotie für ApoE2 und charakteristischem Lipidbefund im Labor kann die Diagnose gestellt werden. Eine ApoE-Sequenzierung kann nach Erhalt dieser Befunde erfolgen. Die Therapie besteht zumeist aus einer Statingabe und bei gleichzeitiger Hypertriglyceridämie aus Fibraten [159].

10.1.4 Genetische Veränderungen bei der Hypertriglyceridämie

Die genetischen Hintergründe der Hypertriglyceridämie sind weniger gut verstanden und zum Teil sehr komplex. Schwere, monogenetische Hypertriglyceridämien verursachen Chylomikronämie, Pankreatitis und ubiquitäre Lipidablagerungen. In großen genetischen Analysen finden sich Mutationen in sechs Genen (LPL, apoC2, apoA5, LMF1, GPIHBP1, GPD1), die mit extremen Triglyceriderhöhungen von > 1000 mg/dL (> 11.2 mmol/L) einhergehen. Grund hierfür ist ein gestörter Katabolismus der Chylomikronen und des VLDL [160, 17].

Hypertriglyceridämie ist ursächlich für etwa 10 % aller Pankreatitiden. Ein wichtiger Therapiebestandteil der Hypertriglyceridämie ist daher die Prävention der Pankreatitis. Es werden diätetische Maßnahmen mit Restriktion des Fettgehaltes der Nahrung (10 %) und dem Verzicht auf Alkohol empfohlen. Zusätzlich verabreicht man Fibrate und Omega-3-Fettsäuren (2–4 g/d). Lomitapid kann in schweren Fällen kombiniert werden [46]. Der pankreoprive Diabetes wird mit Insulin behandelt. Im akuten Setting kann eine Plasmapherese zur Triglyceridreduktion notwendig sein.

Das kürzlich von der EMA zugelassene Volanesorsen ist ein Antisense-Oligonukleotid, das die Bildung von Apolipoprotein C-III hemmt. Das Protein ApoC-III ist als Regulator sowohl des Triglyceridstoffwechsels als auch der hepatischen Clearance von Chylomikronen und anderen triglyzeridreichen Lipoproteinen bekannt. Die selektive Bindung von Volanesorsen an die ApoC-III mRNA (Messenger-RNA) führt zum Abbau der mRNA. Volanesorsen ist indiziert bei erwachsenen Patienten mit genetisch bestätigtem Familiärem Chylomikronämien Syndrom (FCS) und einem hohen Risiko für Pankreatitis, bei denen das Ansprechen auf eine Diät und eine triglyceridsenkende Therapie unzureichend war [161].

10.1.5 Andere genetische Erkrankungen des Lipoproteinmetabolismus

Die bereits beschriebenen Erkrankungen des Lipidstoffwechsels gehen mit einer Erhöhung der Serumlipide einher. Im Vergleich dazu zeigen manche Individuen extrem reduzierte LDL-Cholesterin- oder HDL-Cholesterin-Werte. Häufig ist hier die autosomal-dominante Hypobetalipoproteinämie die Ursache, bei der eine trunkierte Form des ApoB exprimiert wird. Die LDL-C Konzentrationen im Serum sind hier bei 20-60 mg/dL. Extreme Erniedrigungen des LDL-C finden sich bei der sehr seltenen Abetalipoproteinämie.

Auch HDL-C-Spiegel können genetisch bedingt verändert sein. So kann man bei der Tangier Krankheit nahezu kein HDL-C nachweisen. Stark erniedrigte Werte des HDL-C finden sich bei der Lecithin Cholesterol Acyltransferase (LCAT) Defizienz. Sehr hohe HDL-Spiegel kommen bei der Cholesterylester-Transferprotein (CETP) Defizienz vor. Möglicherweise reduziert dies das Auftreten arteriosklerotischer Erkrankungen.

Lysosomale Speichererkrankungen wie Lysosomaler-saurer-Lipase-Mangel oder Cholesterinester-Speichererkrankungen sind sehr seltene, rezessive Krankheiten, die bereits im Kindesalter auftreten. Sie sind klinisch begleitet von ausgeprägter Hepatosplenomegalie. Eine Statintherapie kann die erhöhten LDL-C senken. Insgesamt ist die Prognose sehr schlecht [162, 17].

10.2 Frauen

Frauen waren in den meisten Statinstudien unterrepräsentiert.

In einer großen Metaanalyse zu Statinen zur Primärprävention bei Frauen mit hohem kardiovaskulärem Risiko zeigte sich eine ähnliche Reduktion von Mortalität, kardiovaskuläre Erkrankungen und erforderlichen Revaskularisierungsmaßnahmen bei Frauen und Männern. Gleiches gilt hier für Statine im Bereich der Sekundärprävention.

Auch andere fettsenkende Arzneistoffe wie Ezetimib [19], Fibrate [163, 164] und PCSK9-Inhibitoren [20, 21] scheinen ähnliche Effekte bei Frauen und Männern zu haben.

Orale Kontrazeptiva der dritten Generation scheinen das kardiovaskuläre Risiko nicht zu erhöhen und können nach Messung eines adäquaten Gesamtcholesterinspiegels verabreicht werden. Bei Patientinnen mit stark erhöhtem Cholesterin (> 160 mg/dL) oder multiplen kardiovaskulären Risikofaktoren sollten alternative Kontrazeptiva empfohlen werden [165]. Östrogensubstitutionen haben keinen Effekt auf die kardiovaskuläre Mortalität gezeigt und sind daher nicht empfohlen. Während Schwangerschaft und Stillzeit sollten keine Fettsenker eingesetzt werden [17].

10.3 Ältere

Die Veränderung der Altersstruktur unserer Gesellschaft und die Assoziation kardiovaskulärer Erkrankungen mit zunehmendem Alter bedingt, dass auf diese Patientengruppe auch hier gesondert eingegangen wird. Ein erhöhtes Gesamtcholesterin geht auch bei älteren Menschen (> 65 Jahre) mit einer erhöhten kardiovaskulären Mortalität einher [166, 17].

10.3.1 Statine in der Primär- und Sekundärprävention

Eine kürzlich veröffentlichte Metaanalyse hat aus 28 großen Studien mit Statinen die Daten für die Patienten, die bei Einschluss über 75 Jahre alt waren (14.483 von 186.854 Patienten, d. h. 8 %), gesondert ausgewertet [37]. In der Sekundärprävention findet sich ein vergleichbarer Nutzen (24 %ige Risikoreduktion) pro mmol Senkung von LDL-Cholesterin. Es besteht von daher keine Altersabhängigkeit im Nutzen der Therapie in der Sekundärprävention. In der Metaanalyse ergibt sich ein geringer Trend für einen verminderten Nutzen in der Primärprävention. Eine kürzlich veröffentlichte Populations-basierte Kohorten-Studie aus Frankreich hat bei Patienten, die Statine in der Primärprävention einnahmen, untersucht, welchen Einfluss das Absetzen der Statine bei Erreichen des 75. Lebensjahrs hat [167]. Das Absetzen der Statine hat zur Folge, dass 33 % mehr Krankenhausaufnahmen aufgrund kardiovaskulärer Ereignisse in der Nachbeobachtung aufgetreten sind. Der Nutzen der lipidsenkenden Therapie bei Älteren wird aktuell in prospektiven randomisierten klinischen Studien untersucht.

10.3.2 Nebenwirkungen, Interaktionen und Medikationsadhärenz

Nebenwirkungen, Interaktionen und Adhärenz der Medikamenteneinnahme sind gerade bei älteren Patienten von wesentlicher Bedeutung, da hier oft signifikante Komorbiditäten und Ko-Medikationen bestehen [37]. Insbesondere Statine können ausgeprägte Myalgien oder gar Rhabdomyolysen verursachen. Daher empfiehlt es sich, Statine mit niedriger Dosierung zu starten, insbesondere, wenn bereits Leber- oder Nierenschäden vorliegen, und mögliche Interaktionen mit der bereits verordneten Medikation des Patienten zu prüfen. Bei guter Verträglichkeit kann die lipidsenkende Therapie im weiteren Verlauf bis zur Erreichung der Therapieziele auftitriert werden.

10.4 Diabetiker und Patienten mit Metabolischem Syndrom

Kardiovaskuläre Erkrankungen sind ein wesentlicher Faktor der Mortalität bei Patienten mit Diabetes mellitus Typ II. Die Mortalität wird dabei maßgeblich von bereits vorhandenen Endorganschäden wie diabetischer Nephropathie, Polyneuropathie oder Retinopathie beeinflusst [168]. Arterielle Hypertonie, Dyslipidämie und nichtalkoholische Steatohepatitis intensivieren das Mortalitätsrisiko weiter [169]. Im Folgenden wird die Therapie der Dyslipidämie bei Diabetes mellitus Typ I und II dargestellt.

10.4.1 Spezielle Aspekte der Dyslipidämie bei Diabetes mellitus Typ II

Die diabetische Dyslipidämie hat ein charakteristisches Muster der Plasmalipide und Lipoproteine. TLR Remnants, LDL-C und HDL-C und eine erhöhte ApoB-Konzentration charakterisieren das Lipidprofil. LDL-C kann normal sein [170]. Erhöhungen von Triglyceriden oder geringe HDL-C Spiegel können in 50 % der Patienten mit Typ II Diabetes nachgewiesen werden und sind begleitet von abdominaler Adipositas, Insulinresistenz und veränderter Glukosetoleranz [17].

10.4.2 Evidenz einer lipidsenkenden Therapie

10.4.2.1 Low density Lipoprotein Cholesterin

LDL-C stellt den wichtigsten Parameter der lipidreduzierenden Therapie bei Typ II Diabetikern dar. Die Senkung des LDL-C hat hochsignifikante Effekte auf die kardiovaskuläre Mortalität [171]. So reduziert sich die kardiovaskuläre Mortalität um 34 % in fünf Jahren, wenn eine Statintherapie begonnen wird. Wird Ezetimib hinzugenommen, kann LDL-C um weitere 25 % gesenkt werden. Damit reduzieren sich die kardiovaskulären Events weiter [172]. PCSK9-Inhibitoren haben eine ähnliche Reduktion an LDL-C und vaskulären Events bei Diabetikern und Nicht-Diabetikern ergeben [20, 21]. Ezetimib und PCSK9 haben dabei keine diabetogenen Effekte gezeigt.

10.4.2.2 Triglyceride und high density Lipoprotein Cholesterin

Wichtigste Maßnahme der Reduktion von Triglyceriden und der Erhöhung von HDL sind diätetische Maßnahmen und aerobe Aktivitäten. Der klinische Effekt einer Triglyceridreduktion oder HDL-Level sind kontrovers. Fenofibrat zeigte trotz einer signifikanten Reduktion der Triglyceride keinen Effekt auf den kardiovaskulären Endpunkt in zwei Studien [163, 164]. Erst ab einem Grenzwert von 200 mg/dL Triglyceride zeigen sich positive Effekte. Ähnliche Beobachtungen zu einem bestimmten Grenzwert ergeben sich für HDL-C. Es ist möglich, dass sich eine Triglyceridreduktion auch positiv auf das Outcome von Diabetikern auswirkt. Die Daten hierzu sind aktuell noch nicht überzeugend und die Fragestellung Gegenstand aktueller Studien.

Der positive Effekt von Omega-3-Fettsäuren auf kardiovaskuläre Events zusätzlich zur Statintherapie war Gegenstand aktueller Studien. Es gab Studien, die eine Reduktion der kardiovaskulären Mortalität belegten [18], und Studien, die keinen Effekt auf die kardiovaskuläre Mortalität zeigten [114].

10.4.2.3 Typ I Diabetiker

Der Typ I Diabetes ist mit einem hohen kardiovaskulären Risiko verbunden und häufig mit dem metabolischen Syndrom vergesellschaftet. Die Lipidprofile bei guter Glykämiekontrolle zeigen geringe Triglyceride und LDL-C Werte. Allerdings scheint die Komposition einen artherogenen Effekt auszuüben. Statine zeigen eine signifikante Reduktion der kardiovaskulären Mortalität beim Typ I Diabetiker mit einer Reduktion der Gesamtmortalität um 9 % und 21 % bei kardiovaskulären Endpunkten [171].

Empfehlungen zur Therapie von Dyslipidämien bei Diabetikern

A) Bei Patienten mit Diabetes mellitus und sehr hohem kardiovaskulären Risiko (mit Endorganschäden; ≥ 3 schwerwiegenden Risikofaktoren; frühe Erstmanifestationen von Diabetes mellitus Typ I mit langer (> 20 Jahre) Erkrankungsdauer) sollten eine LDL-C Reduktion von ≥ 50 % des Anfangswerts und eine Senkung auf unter 55 mg/dL angestrebt werden.

B) Bei Patienten mit Diabetes mellitus mit hohem kardiovaskulären Risiko (ohne Endorganschäden; Erkrankungsdauer ≥ 10 Jahre; andere Risikofaktoren) sollten eine LDL-C Reduktion von ≥ 50 % des Anfangswerts und eine Senkung auf unter 70 mg/dL angestrebt werden.

C) Statine sind bei Patienten mit Diabetes mellitus Typ I angezeigt.

D) Eine Dosiserhöhung sollte einer Kombinationstherapie bei unzureichender LDL-C Reduktion vorgezogen werden.

E) Wird das Therapieziel unter Statinen nicht erreicht, sollte eine Kombinationstherapie mit Ezetimib erwogen werden.

10.5 Patienten mit koronarer Herzerkrankung und akutem Koronarsyndrom

Patienten mit kardiovaskulären Vorerkrankungen haben eine hohe Wahrscheinlichkeit, erneut an Herzinfarkten oder Schlaganfällen zu erkranken. Daher lohnt sich gerade bei diesen Patienten ein multidimensionaler Ansatz der Sekundärprävention. Lebensstilmodifikationen, Reduktion der sonstigen kardiovaskulären Risikofaktoren und Optimierung der Medikation inklusive der lipidsenkenden Therapie sind von entscheidender Bedeutung zur Verhinderung kardiovaskulärer Neuerkrankungen. Besonders positiv haben sich Rehabilitationsprogramme auf die Gesamtmortalität ausgewirkt [173–175].

10.5.1 Lipidsenkende Therapie der Patienten mit akutem Koronarsyndrom

Nach stattgehabtem Myokardinfarkt sollte innerhalb der ersten Tage eine Messung des LDL-C erfolgen und eine lipidsenkende Therapie initiiert werden. Die Nachkontrolle und die Evaluation möglicher Medikationsnebenwirkungen erfolgt im ambulanten Setting etwa vier bis sechs Wochen nach dem Myokardinfarkt [31].

Eine intensive Statintherapie sollte bei Patienten nach akutem Koronarsyndrom so schnell wie möglich – innerhalb der ersten vier Tage nach Hospitalisierung – begonnen werden. Therapieziel ist eine mindestens 50 %-ige Reduktion verglichen mit dem Ausgangswert und eine Senkung auf unter 55 mg/dL. Generell sollte eine hohe Dosis eines hochwirksamen Statins bevorzugt werden. Eine initiale Reduktion der Statindosis sollte nur bei Patienten mit erhöhtem Risiko von Nebenwirkungen in Betracht gezogen werden, z. B. bei älteren Menschen, Patienten mit Leber- und Nierenfunktionsstörungen oder signifikanten Interaktionen mit der Ko-Medikation [17].

Eine frühzeitige Hochdosisstatintherapie führte zu einer signifikanten Reduktion von kardiovaskulären Ereignissen um 28 % nach 30 Tagen bei Patienten mit perkutaner Koronarintervention (PCI). Bei Patienten mit ST-Hebungsinfarkt (STEMI) war dieser Effekt noch stärker ausgeprägt [176–178]. Die Verabreichung einer hohen Aufsättigungsdosis eines Statins sollte daher bei Patienten mit geplantem invasivem Vorgehen in Betracht gezogen werden [179].

10.5.2 Ezetimib bei Patienten mit koronarer Herzerkrankung

Die Ko-Medikation mit Ezetimib zur Statintherapie führt zur zusätzlichen Reduktion kardiovaskulärer Ereignisse und Hospitalisierungen beim Patienten nach Herzinfarkt [19]. Ezetimib reduzierte bei Patienten mit erhöhter intestinaler Cholesterolabsorption einen kombinierten Endpunkt aus Tod, Myokardinfarkt, Schlaganfall, instabiler Angina pectoris und Revaskularisationen [180–183]. Hier fehlen aber bisher bestätigende Daten.

10.5.3 PCSK9-Inhibitoren bei Patienten mit koronarer Herzerkrankung

Verglichen mit einer Standardstatintherapie kann durch die kombinierte Therapie von Statinen und PCSK9-Inhibitoren eine LDL-C-Reduktion von 50 % gegenüber der alleinigen Statintherapie ± Ezetimib erreicht werden [20, 21]. Bei Herzinfarktpatienten zeigte die Kombination von Statin und Evolocumab eine signifikante Reduktion des LDL-C, sodass 95 % der Patienten im Zielbereich waren, ohne signifikante Nebenwirkungen zu erfahren [184]. PCSK9-Inhibitoren sollten bei Patienten eingesetzt werden, bei denen das Ziel-LDL-C trotz maximaler lipidsenkender Therapie nach vier bis sechs Wochen nicht erreicht wird [17].

10.5.4 Ungesättigte Fettsäuren bei Patienten mit koronarer Herzerkrankung

Mehrfach ungesättigte Fettsäuren zeigten keinen Mortalitätsvorteil bei post-Infarkt-Patienten verglichen mit der Standardtherapie. Eine aktuelle Metaanalyse konnte keine Effekte auf die Gesamtmortalität oder kardiovaskuläre Endpunkte nachweisen. Daher ist der Einsatz von mehrfach ungesättigten Fettsäuren Spezialindikationen vorbehalten.

10.5.5 Cholesterylester-Transferprotein (CEPT) Inhibitoren bei Patienten mit koronarer Herzerkrankung

Torcetrapib, Dalcetrapib und Evacetrapib haben in den Phase-II-Studien keinen klinischen Vorteil gezeigt [185–187]. Der CETP-Inhibitor Anacetrapib zeigte eine Reduktion kardiovaskulärer Ereignisse bei Patienten, die durch Arteriosklerose bedingte Gefäßerkrankungen in der Anamnese hatten. Es zeigte sich jedoch kein Vorteil in der Sterblichkeit aufgrund kardiovaskulärer Ereignisse [131]. Der Hersteller hat auf eine Marktzulassung verzichtet.

10.5.6 Lipidsenkende Therapie bei Patienten zur Koronarintervention

Viele Studien zur lipidsenkenden Therapie zur Koronarintervention zeigten bei Patienten mit stabiler Koronarer Herzerkrankung oder NSTEMI eine signifikante Reduktion beim MACE Endpunkt (Tod, Myokardinfarkt, Revaskularisation), wenn eine Aufsättigungsdosis eines Statins verabreicht wird [188]. Darüber hinaus konnte eine Reduktion des kontrastmittelinduzierten Nierenversagens erreicht werden [189]. Insofern sollte eine intensivierte lipidsenkende Therapie vor geplanter Koronarintervention in Betracht gezogen werden.

10.6 Periphere arterielle Verschlusskrankheit

Die periphere arterielle Verschlusskrankheit manifestiert sich an vielen Gefäßen inklusive der Karotisarterien, Beinarterien und der Aorta selbst. Diese Patienten haben ein beträchtliches kardiovaskuläres Risiko, sind aber verglichen mit Patienten mit Koronarer Herzerkrankung häufig insuffizient therapiert. Bei allen Patienten mit peripherer Arteriosklerose ist eine hochdosierte Statintherapie angezeigt [190].

Können Zielwerte des LDL-C nicht erreicht werden, ist eine Kombination mit Ezetimib bzw. PCSK9-Inhibitoren indiziert [20].

Die periphere arterielle Verschlusskrankheit der Beine geht mit einer hohen kardiovaskulären Mortalität einher. Durch eine lipidreduzierende Therapie konnte die Rate an kardiovaskulären Ereignissen um 20 % gesenkt werden, die Gesamtmortalität erreichte keine statistische Signifikanz mit einer 14 % Reduktion [191]. Der PCSK9-Inhibitor Evolocumab hatte ebenso signifikant positive Effekte auf den kardiovaskulären Endpunkt [20].

Die Daten der Statintherapie bei Karotisstenosen entstammen den Schlaganfallstudien [192]. Hier zeigte sich in einer Metaanalyse eine Reduktion von 21 % im kardiovaskulären Endpunkt. Diese Reduktion ist assoziiert mit einer LDL-C-Verringerung [193].

Bei Patienten mit renaler Arteriosklerose zeigte eine lipidsenkende Therapie weniger kardiorenale Ereignisse (Myokardinfarkt, Schlaganfall, Herzschwäche, akutes und chronisches Nierenversagen) [194].

10.7 Schlaganfall

Schlaganfälle haben eine Vielzahl an Ätiologien, z. B. artherosklerotisch, kardioembolisch oder arterioarterieller Thromboembolismus. Die lipidsenkende Therapie reduziert die Zahl an erneuten TIAs oder Schlaganfällen bei artherosklerotischer Genese.

Bereits im Jahr 2006 hat die SPARCL-Studie bei Patienten mit erhöhten LDL-C-Werten nach Schlaganfall oder TIA gezeigt, dass durch die Behandlung mit 80 mg Atorvastatin über fünf Jahre 2,2 % weniger Schlaganfälle und 3,5 % weniger schwerwiegende kardiovaskuläre Ereignisse als in der Placebo-Gruppe aufgetreten sind [195]. In einer explorativen Subgruppenanalyse wurde festgestellt, dass der Nutzen bei Patienten, die unter Atorvastatin einen LDL-C-Wert unter 70 mg/dL erreichten, stärker war als bei den Patienten mit LDL-C-Werten im Bereich von 70 bis 100 mg/dL [196]. In der Treat-Stroke-to-Target-Studie wurde der Nutzen einer LDL-C-Senkung in zwei verschiedenen LDL-C-Zielbereichen bei Patienten nach ischämischem Schlaganfall oder einer transienten ischämischen Attacke (TIA) vergleichend untersucht [192]. Patienten, die auf einen niedrigen LDL-C-Zielwert unter 70 mg/dL eingestellt wurden, waren im Follow-up-Zeitraum von rund 3,5 Jahren besser vor kardiovaskulären Ereignissen geschützt als Patienten mit einer weniger strikten LDL-C-Senkung auf Werte zwischen 90 und 110 mg/dL. Die Inzidenzrate für den primären Studienendpunkt (ischämischer Schlaganfall, Myokardinfarkt, dringende Revaskularisation von Koronar- oder Karotisarterien und kardiovaskulär verursachter Tod) war am Ende in der Gruppe mit intensiverer LDL-C-Senkung signifikant um 22 % niedriger als in der Gruppe mit weniger ambitionierter Lipidsenkung. Die Treat-Stroke-to-Target-Studie bestätigt damit, dass das Konzept »Je niedriger, desto besser« auch für Patienten nach ischämischem Schlaganfall oder einer transienten ischämischen Attacke (TIA).

Diese Patienten sollten daher eine intensive LDL-C-senkende Behandlung bekommen.

10.8 Herzschwäche

Hochdosis-Statintherapie kann bei Patienten mit Koronarer Herzerkrankung und normaler linksventrikulärer Pumpfunktion die Rate an neu aufgetretener Herzschwäche senken [197, 198]. Bei Herzschwäche, die nicht ischämisch bedingt ist, spielt die lipidsenkende Therapie keine Rolle [199].

Bei Patienten mit bereits vorhandener systolischer Herzschwäche konnte keine Reduktion der Mortalität und Schlaganfallrate gezeigt werden [200, 199]. Hier war lediglich ein moderater positiver Effekt auf Hospitalisierung und erneuten Herzinfarkt nachweisbar [200, 201]. Da keine signifikanten Nebenwirkungen bei den meisten Patienten unter Statintherapie zu verzeichnen sind, belässt man die bereits bestehende Therapie häufig, wenn eine signifikante Herzschwäche aufgetreten ist. Häufig spielen bei der Indikation auch Komorbiditäten eine Rolle [17].

PCSK9-Inhibitoren konnten keinen positiven Einfluss auf die Hospitalisierungsrate bei Patienten mit bestehender Herzschwäche zeigen [20, 21]. Mehrfach ungesättigte Fettsäuren hingegen reduzierten in diesem Patientenkollektiv gering die Mortalität [202].

10.9 Patienten mit Herzklappenerkrankungen

Erhöhte Werte von Lp(a) und LDL-C sind mit der Entwicklung von Aortenklappenstenosen in Zusammenhang gebracht worden [203, 204]. In Registerstudien waren positive Auswirkungen auf kardiovaskuläre Ereignisse und Progression der Aortenklappenstenose gezeigt worden [205]. Dies konnte in einer Metaanalyse und randomisierten klinischen Studien nicht bestätigt werden, sodass die isolierte Aortenklappenstenose nicht als Indikation zur Statintherapie gelten kann [206, 69, 207]. Für Patienten mit interventionellem Aortenklappenersatz ergaben kleine Beobachtungsstudien eine Reduktion kardiovaskulärer Endpunkte [208]. Für Patienten mit Aortenklappensklerose sind die Daten noch nicht konklusiv [209].

10.10 Chronische Niereninsuffizienz

Die Chronische Nierenerkrankung ist mit 10 % Prävalenz eine häufige Erkrankung. Patienten mit chronischen Nierenerkrankungen wiederum haben eine erhöhte Wahrscheinlichkeit, an kardiovaskulären Erkrankungen zu leiden. Das Lipidprofil ist häufig durch eine Erhöhung der Triglyceride und LDL-C und einer Erniedrigung des HDL-C charakterisiert, das sich bei erfolgreicher Behandlung auch zurückbilden kann [17].

Bei dialysepflichtigen Patienten konnte keine Reduktion der kardiovaskulären Erkrankungen nachgewiesen werden [210], während die Statintherapie beim Stadium 3 A-5 ohne Dialyse einen positiven Einfluss auf kardiovaskuläre Erkrankungen hatte [211, 70]. Somit sollte eine LDL-C-reduzierende Therapie bei Patienten mit Chronischer Niereninsuffizienz ohne Dialyseindikation begonnen werden.

Besonderes Augenmerk gilt den Nebenwirkungen, da die renale Elimination deutlich reduziert und zum Teil eine Vielzahl von Ko-Medikationen erfolgt. Wenn eine Dialyse begonnen wird, kann unter Berücksichtigung der Komorbiditäten die Weiterführung der Statintherapie in Betracht gezogen werden.

10.11 Transplantation

Patienten nach Organtransplantationen (Herz, Lunge, Leber, Niere, allogene Stammzellen) entwickeln häufig Dyslipidämien. Zusätzlich hat die Langzeitimmunsuppression Auswirkungen auf den Lipidmetabolismus mit erhöhten Triglyceriden, VLDL-C und LDL-C [212]. Die Therapie der Dyslipidämie ist insbesondere bei Organtransplantationen wichtig zur Verhinderung einer artherosklerotischen Transplantatvaskulopathie.

Bei Nierentransplantierten scheinen Statine Vorteile beim Eintreten kardiovaskulärer Ereignisse zu bieten. Die Evidenz ist aber in Ermangelung an randomisierten Studien gering. Gerade bei Ciclosporintherapie gilt es, medikamentöse Interaktionen über CYP3A4 zu berücksichtigen. Möglicherweise eignen sich Fluvastatin, Pravastatin, Pitavastatin und Rosuvastatin hier besser, da sie nicht über CYP3A4-Enzyme metabolisiert werden [213, 214]. Tacrolimus scheint trotz seines CYP3A4-Metabolismus kein solch hohes Interaktionspotenzial zu bieten. Sollten die LDL-C-Zielwerte nicht erreicht werden, kann man Ezetimib ergänzen [215]. Unter Ciclosporin hat man allerdings während der Ezetimibtherapie 2- bis 12-fach erhöhte Spiegel. Vorsicht ist mit Fibraten geboten, da sie Ciclosporinspiegel senken und signifikant erhöhte Raten an Myopathien verursachen können [17].

10.12 Andere Populationen

Bestimmte Subgruppen sollen hier genannt sein, obwohl ihre Therapie sich an den bereits beschriebenen Patientengruppen anlehnt. Dies betrifft Patienten, deren Therapie Dyslipidämien erzeugt. Das sind Patienten mit inflammatorischen Erkrankungen, HIV-Patienten und Patienten mit schweren psychiatrischen Erkrankungen.

11. Arteriosklerose und Inflammation

Arteriosklerose ist charakterisiert durch eine chronische, gering aktive Entzündung der Arterienwand. Die Infiltration und Modifikation der Intima durch Lipoproteine sowie deren Aufnahme von Makrophagen führt zur Entstehung lipidgefüllter Schaumzellen. Das unzureichende Abräumen apoptotischer Zellen und Schaumzellen erhalten die proartherogene Läsion, die infolge einer unzureichenden Wiederauflösung der Entzündung immer weiter zunimmt, bis eine fortgeschrittene artherogene Läsion mit Nekrosen und Lipidablagerungen entsteht [216]. Neben Makrophagen sind B- und T-Zellen an der Erhaltung des Entzündungsprozesses beteiligt durch ihre Ausschüttung inflammatorischer Zytokine, z. B. Interleukin-1b [217].

Während der systemischen Entzündungsreaktion werden Akut-Phase-Proteine ausgeschüttet wie C-reaktives Protein (CRP). Einige klinische Studien haben in diesem Zusammenhang CRP als nützlichen Serummarker identifiziert, obwohl er bei vielen inflammatorischen Erkrankungen erhöht ist. Die Daten zum hochsensitiven CRP sind nicht konsistent. Es gab sowohl Studien, die einen von Cholesterin unabhängigen Zusammenhang von CRP und klinischen Endpunkten belegen konnten, als auch Studien, die keinen Zusammenhang fanden. In manchen Leitlinien findet sich daher hochsensitives CRP als prognostischer Marker.

Statine hemmen die Produktion von hochsensitivem CRP in Hepatozyten. Auch im Rahmen klinischer Studien konnte unter Statintherapie sowohl eine signifikante Reduktion des Cholesterinspiegels also auch des hochsensitiven CRP nachgewiesen werden [218). Interessanterweise konnten weder Ezetimib noch PCSK9-Inhibitoren solche Effekte zugewiesen werden [20, 21]. Die CRP-senkende Wirkung von Bempedoinsäure ist im Abschnitt 7.5 dargestellt.

Der spezifische Effekt der Inhibition entzündlicher Prozesse in der Arterioskleroseentstehung wurde in mehreren großangelegten Studien untersucht [219–221]. Die Canakinumab Antiinflammatory Thrombosis Outcome Study (CANTOS) Studie untersuchte den Einfluss der Interleukin-1b-Inhibition mit Canakinumab auf das kardiovaskuläre Outcome bei Patienten mit stattgehabtem Myokardinfarkt, erhöhtem hochsensitiven CRP und optimaler Statintherapie. Die Canakinumabtherapie reduzierte die kardiovaskulären Ereignisraten mit nur gering erhöhter Zahl an Infektionen [220]. Allerdings waren die Effekte moderat und es gab keinen Vergleich mit intensivierter Statintherapie, Ezetimib oder PCSK9-Inhibitoren. Der Hersteller von Canakinumab hat auf eine Zulassung für die Behandlung von Patienten nach Myokardinfarkt mit erhöhtem CRP verzichtet. Eine Nebenbeobachtung der Studie war ein signifikanter Abfall an Lungenkarzinominzidenzen. Die Aufarbeitung dieser Beobachtung ist Gegenstand aktueller Forschung [222].

Der Cardiovascular Inflammation Reduction Trial (CIRT) verglich niedrig dosiertes Methotrexat gegenüber Placebo in Patienten mit stabiler koronarer Herzerkrankung. Die Studie wurde gestoppt, da Endpunkte zwischen den Gruppen keine Unterschiede zeigten. TNF-, IL6- und hochsensitives CRP wurden durch die Therapie nicht beeinflusst [221].

Auch Colchicin wurde auf antiinflammatorische Effekte bei Patienten nach Myokardinfarkt untersucht. Mit niedrig dosiertem Colchicin (0,5 mg/Tag) konnte der kombinierte Endpunkt aus Tod, Herzstillstand, Myokardinfarkt, Schlaganfall und ungeplanter Hospitalisierung bei Angina pectoris signifikant gesenkt werden. In der Colchicingruppe war es dabei im Vergleich zur Kontrollgruppe zu einer erhöhten Zahl an Pneumonien gekommen (0,4 % versus 0,9 %) [223].

Trotz dieser Studien gibt es bisher keine grundlegende Empfehlung zur antiinflammatorischen Therapie bei Patienten mit akutem Koronarsyndrom oder stabiler chronischer koronarer Herzerkrankung.

12. Arteriosklerose und klonale Hämatopoese

Großangelegte genetische Analysen untersuchten den Einfluss von klonaler Hämatopoese unklarer Signifikanz bei der Entwicklung von artherosklerotischen Erkrankungen. Bei klonaler Hämatopoese handelt es sich um das Vorhandensein eines Blutzellklons, ohne dass eine hämatologische oder onkologische Grunderkrankung besteht. Typischerweise sind alte Personen betroffen.

Mittels whole genome sequencing konnte klonale Hämatopoese nachgewiesen werden und wurde mit koronarer Herzerkrankung korreliert. Patienten mit klonaler Hämatopoese hatten ein 1,6-fach erhöhtes Risiko, an koronarer Herzerkrankung zu leiden. Die Mutationen in DNMT3 A, TET2, ASXL1 und JAK2 waren jeweils mit Koronarer Herzkrankheit assoziiert [224]. Anhand von knock out Mausmodellen von tet2, einem häufig mutierten Gen bei klonaler Hämatopoese, konnten diese Beobachtungen verifiziert werden [224, 225].

13. Monitoring der lipidsenkenden Therapie

Die erste Kontrolle der medikamentösen lipidsenkenden Therapie sollte in etwa nach vier bis sechs Wochen erfolgen. Minimaldiagnostik ist die Messung von LDL-Cholesterin, wobei ein Lipidprofil wahrscheinlich eine breitere Aussage zur Therapieeffektivität und Lifestylemodifikation zulässt. Wichtig sind auch Laborparameter, die Nebenwirkungen der Therapie aufzeigen, z. B. Creatinkinase (CK) oder ALT. Da Patienten mit Dyslipidämien auch ein erhöhtes Risiko von Diabetes aufweisen, sollte die regelmäßige Bestimmung der Nüchternglukose (evtl. HbA1c) in Erwägung gezogen werden. Die Statintherapie sollte bei 10-fach erhöhten CK-Werten pausiert werden. Nach Normalisierung der CK muss das therapeutische Konzept zur Lipidsenkung neu evaluiert werden. Eine transiente ALT-Erhöhung findet sich in ca. 2 % der Patienten. Es gibt keine Evidenz für spezifische Monitoringintervalle. Trotzdem sollten Routinekontrollen alle sechs bis zwölf Monate durchgeführt werden.

14. Ausblick

Die aus genetischen und epidemiologischen Studien sowie aus klinischen Studien mit lipidsenkenden Arzneimitteln gewonnenen Erkenntnisse haben unser Verständnis für die Entstehung der Arteriosklerose erweitert. Die kausale Rolle von LDL-Cholesterin in der Pathophysiologie der Arteriosklerose ist durch eine Vielzahl von Studien mit Hunderttausenden von Patienten belegt.

Die European Society of Cardiology (ESC) hat gemeinsam mit der European Atherosclerosis Society (EAS) im Herbst 2019 die Leitlinien zum Management von Lipidstoffwechselstörungen aktualisiert, mit dem Ziel, das kardiovaskuläre Risiko der betroffenen Patienten zu reduzieren. Die vorgeschlagenen therapeutischen Maßnahmen sind abhängig vom Risiko der Patienten gestaffelt kategorisiert. Leider gibt es erhebliche Probleme bei der Umsetzung der leitliniengerechten Pharmakotherapie. Diese liegen sowohl auf ärztlicher Seite bei der Umsetzung der angemessenen und erforderlichen lipidsenkenden Therapie in entsprechende Verordnungen als auch auf Patientenseite (Stichworte: Verträglichkeit und Adhärenz). Der Beitrag der ApothekerInnen zur Stärkung des Bewusstseins der PatientInnen für die Bedeutung einer lebenslangen Korrektur der Risikofaktoren durch Lebensstiländerungen und insbesondere Adhärenz an die verordnete Pharmakotherapie ist ein wichtiger Baustein in der Bekämpfung der Arteriosklerose und deren Folge in Form von kardiovaskulären Erkrankungen.

Neue Therapeutika wie die PCSK9-Antikörper sind hochwirksam und gut verträglich, stellen aber aufgrund der Behandlungskosten eine Herausforderung für das Gesundheitssystem dar, weshalb sie derzeit Höchstrisikopatienten vorbehalten sind. Voller Spannung wird die Entwicklung der neuen therapeutischen Konzepte wie siRNA-Interferenz, Immmunisierung gegen PCSK9 oder Antisense Olionukleotide mit dem Fokus auf deren Wirksamkeit und Verträglichkeit begleitet.

Literatur

[1] Kannel WB, McGee DL. Diabetes and cardiovascular disease. The Framingham study. JAMA 1979; 241: 2035-8.

[2] Baigent C, Keech A, Kearney PM, et al. Efficacy and safety of cholesterol-lowering treatment: prospective meta-analysis of data from 90,056 participants in 14 randomised trials of statins. Lancet 2005; 366: 1267-78.

[3] Baigent C, Blackwell L, Emberson J, et al. Efficacy and safety of more intensive lowering of LDL cholesterol: a meta-analysis of data from 170,000 participants in 26 randomised trials. Lancet 2010; 376: 1670-81.

[4] Willer CJ, Schmidt EM, Sengupta S, et al. Discovery and refinement of loci associated with lipid levels. Nat Genet 2013; 45: 1274-83.

[5] Michos ED, McEvoy JW, Blumenthal RS. Lipid Management for the Prevention of Atherosclerotic Cardiovascular Disease. N Engl J Med 2019; 381: 1557-67.

[6] Sturm AC, Knowles JW, Gidding SS, et al. Clinical Genetic Testing for Familial Hypercholesterolemia: JACC Scientific Expert Panel. J Am Coll Cardiol 2018; 72: 662-80.

[7] März W, Grammer TB, Delgado G, et al. Angeborene Störungen im Lipoproteinstoffwechsel. Herz 2017; 42: 449-58.

[8] Grenkowitz T, Kassner U, Wuhle-Demuth M, et al. Clinical characterization and mutation spectrum of German patients with familial hypercholesterolemia. Atherosclerosis 2016; 253: 88-93.

[9] Marks D, Thorogood M, Neil HA, et al. A review on the diagnosis, natural history, and treatment of familial hypercholesterolaemia. Atherosclerosis 2003; 168: 1-14.

[10] Walma EP, Wiersma TJ. NHG-Standpunt Diagnostiek en behandeling van familiaire hypercholesterolemie. HuisartsWet 2006; 49: 202-4.

[11] Talmud PJ, Shah S, Whittall R, et al. Use of low-density lipoprotein cholesterol gene score to distinguish patients with polygenic and monogenic familial hypercholesterolaemia: a case-control study. Lancet 2013; 381: 1293-301.

[12] Talmud PJ, Futema M, Humphries SE. The genetic architecture of the familial hyperlipidaemia syndromes: rare mutations and common variants in multiple genes. Curr Opin Lipidol 2014; 25: 274-81.

[13] Futema M, Shah S, Cooper JA, et al. Refinement of variant selection for the LDL cholesterol genetic risk score in the diagnosis of the polygenic form of clinical familial hypercholesterolemia and replication in samples from 6 countries. Clin Chem 2015; 61: 231-8.

[14] Yandrapalli S, Nabors C, Goyal A, et al. Modifiable Risk Factors in Young Adults With First Myocardial Infarction. J Am Coll Cardiol 2019; 73: 573-84.

[15] Ference BA, Ginsberg HN, Graham I, et al. Low-density lipoproteins cause atherosclerotic cardiovascular disease. 1. Evidence from genetic, epidemiologic, and clinical studies. A consensus statement from the European Atherosclerosis Society Consensus Panel. Eur Heart J 2017; 38: 2459-72.

[16] Trenk D, Hille L. Fettstoffwechselstörungen: Etablierte und innovative Konzepte. Pharmakon 2019; 7: 428-37.

[17] Mach F, Baigent C, Catapano AL, et al. 2019 ESC/EAS Guidelines for the management of dyslipidaemias: lipid modification to reduce cardiovascular risk: The Task Force for the management of dyslipidaemias of the European Society of Cardiology (ESC) and European Atherosclerosis Society (EAS). Eur Heart J 2020; 41: 111-88.

[18] Bhatt DL, Steg PG, Miller M, et al. Cardiovascular Risk Reduction with Icosapent Ethyl for Hypertriglyceridemia. N Engl J Med 2019; 380: 11-22.

[19] Cannon CP, Blazing MA, Giugliano RP, et al. Ezetimibe Added to Statin Therapy after Acute Coronary Syndromes. N Engl J Med 2015; 372: 2387-97.

[20] Sabatine MS, Giugliano RP, Keech AC, et al. Evolocumab and Clinical Outcomes in Patients with Cardiovascular Disease. N Engl J Med 2017; 376: 1713-22.

[21] Schwartz GG, Steg PG, Szarek M, et al. Alirocumab and Cardiovascular Outcomes after Acute Coronary Syndrome. N Engl J Med 2018; 379: 2097-107.

[22] Wasan KM, Brocks DR, Lee SD, et al. Impact of lipoproteins on the biological activity and disposition of hydrophobic drugs: implications for drug discovery. Nat Rev Drug Discov 2008; 7: 84-99.

[23] Mullard A. Nine paths to PCSK9 inhibition. Nat Rev Drug Discov 2017; 16: 299-301.

[24] Stoekenbroek RM, Lambert G, Cariou B, et al. Inhibiting PCSK9 – biology beyond LDL control. Nat Rev Endocrinol 2018; 15: 52-62.

[25] Boffa MB, Koschinsky ML. Oxidized phospholipids as a unifying theory for lipoprotein(a) and cardiovascular disease. Nat Rev Cardiol 2019; 16: 305-18.

[26] Di Angelantonio E, Gao P, Pennells L, et al. Lipid-Related Markers and Cardiovascular Disease Prediction. JAMA 2012; 307: 2499-506.

[27] Ference BA, Kastelein JJP, Ray KK, et al. Association of Triglyceride-Lowering LPL Variants and LDL-C-Lowering LDLR Variants With Risk of Coronary Heart Disease. JAMA 2019; 321: 364-73.

[28] Cohen JC, Boerwinkle E, Mosley TH, et al. Sequence Variations in PCSK9, Low LDL, and Protection against Coronary Heart Disease. N Engl J Med 2006; 354: 1264-72.

[29] Nordestgaard BG, Langsted A. Lipoprotein (a) as a cause of cardiovascular disease: insights from epidemiology, genetics, and biology. J Lipid Res 2016; 57: 1953-75.

[30] Nordestgaard BG, Chapman MJ, Ray K, et al. Lipoprotein(a) as a cardiovascular risk factor: current status. Eur Heart J 2010; 31: 2844-53.

[31] Chapman MJ, Ginsberg HN, Amarenco P, et al. Triglyceride-rich lipoproteins and high-density lipoprotein cholesterol in patients at high risk of cardiovascular disease: evidence and guidance for management. Eur Heart J 2011; 32: 1345-61.

[32] National Clinical Guideline Centre. Lipid Modification: Cardiovascular Risk Assessment and the Modification of Blood Lipids for the Primary and Secondary Prevention of Cardiovascular Disease. London: National Institute for Health and Care Excellence (UK) 2014.

[33] Langlois MR, Chapman MJ, Cobbaert C, et al. Quantifying Atherogenic Lipoproteins: Current and Future Challenges in the Era of Personalized Medicine and Very Low Concentrations of LDL Cholesterol. A Consensus Statement from EAS and EFLM. Clin Chem 2018; 64: 1006-33.

[34] Martin SS, Blaha MJ, Elshazly MB, et al. Friedewald-estimated versus directly measured low-density lipoprotein cholesterol and treatment implications. J Am Coll Cardiol 2013; 62: 732-9.

[35] Whelton SP, Meeusen JW, Donato LJ, et al. Evaluating the atherogenic burden of individuals with a Friedewald-estimated low-density lipoprotein cholesterol < 70 mg/dL compared with a novel low-density lipoprotein estimation method. J Clin Lipidol 2017; 11: 1065-72.

[36] Sathiyakumar V, Park J, Golozar A, et al. Fasting vs Non-Fasting and Low-Density Lipoprotein-Cholesterol Accuracy. Circulation 2018; 137: 10-9.

[37] Armitage J, Baigent C, Barnes E, et al. Efficacy and safety of statin therapy in older people: a meta-analysis of individual participant data from 28 randomised controlled trials. Lancet 2019; 393: 407-15.

[38] Marcovina SM, Albers JJ. Lp(a) Measurements for Clinical Application. J Lipid Res 2016; 57: 526-37.

[39] Sniderman AD, Islam S, Yusuf S, et al. Discordance analysis of apolipoprotein B and non-high density lipoprotein cholesterol as markers of cardiovascular risk in the INTERHEART study. Atherosclerosis 2012; 225: 444-9.

[40] Burgess S, Ference BA, Staley JR, et al. Association of LPA variants with risk of coronary disease and the implications for lipoprotein(a)-lowering therapies: A mendelian randomization analysis. JAMA Cardiology 2018; 3: 619-27.

[41] Tsimikas S, Karwatowska-Prokopczuk E, Gouni-Berthold I, et al. Lipoprotein(a) Reduction in Persons with Cardiovascular Disease. N Engl J Med 2020; 382: 244-55.

[42] Malhotra A, Shafiq N, Arora A, et al. Dietary interventions (plant sterols, stanols, omega-3 fatty acids, soy protein and dietary fibers) for familial hypercholesterolaemia. Cochrane Database Syst Rev 2014: CD001918.

[43] Huffman KM, Hawk VH, Henes ST, et al. Exercise effects on lipids in persons with varying dietary patterns-does diet matter if they exercise? Responses in Studies of a Targeted Risk Reduction Intervention through Defined Exercise I. Am Heart J 2012; 164: 117-24.

[44] Zomer E, Gurusamy K, Leach R, et al. Interventions that cause weight loss and the impact on cardiovascular risk factors: a systematic review and meta-analysis. Obes Rev 2016; 17: 1001-11.

[45] Dehghan M, Mente A, Rangarajan S, et al. Association of egg intake with blood lipids, cardiovascular disease, and mortality in 177,000 people in 50 countries. Am J Clin Nutr 2020; 111: 795-803.

[46] Hegele RA, Ginsberg HN, Chapman MJ, et al. The polygenic nature of hypertriglyceridaemia: implications for definition, diagnosis, and management. Lancet Diabetes Endocrinol 2014; 2: 655-66.

[47] Estruch R, Ros E, Salas-Salvado J, et al. Primary Prevention of Cardiovascular Disease with a Mediterranean Diet Supplemented with Extra-Virgin Olive Oil or Nuts. N Engl J Med 2018; 378: e34.

[48] Wu L, Piotrowski K, Rau T, et al. Walnut-enriched diet reduces fasting non-HDL-cholesterol and apolipoprotein B in healthy Caucasian subjects: a randomized controlled cross-over clinical trial. Metabolism 2014; 63: 382-91.

[49] Gerards MC, Terlou RJ, Yu H, et al. Traditional Chinese lipid-lowering agent red yeast rice results in significant LDL reduction but safety is uncertain – a systematic review and meta-analysis. Atherosclerosis 2015; 240: 415-23.

[50] EFSA Panel on Food Additives and Nutrient Sources added to Food (ANS), Scientific opinion on the safety of monacolins in red yeast rice. EFSA Journal 2018; 16: 5368.

[51] Bundesinstitut für Risikobewertung. Cholesterinsenkung mit Folgen: Nahrungsergänzungsmittel mit Rotschimmelreis nur nach ärztlicher Rücksprache einnehmen. Stellungnahme Nr. 003/2020 des BfR vom 15. Januar 2020.

[52] Hegele RA, Tsimikas S. Lipid-Lowering Agents. Circ Res 2019; 124: 386-404.

[53] Rodwell VW, Nordstrom JL, Mitschelen JJ. Regulation of HMG-CoA reductase. Adv Lipid Res 1976; 14: 1-74.

[54] Alberts AW. Discovery, biochemistry and biology of lovastatin. Am J Cardiol 1988; 62: 10J-5J.

[55] Endo A, Kuroda M, Tsujita Y. ML-236 A, ML-236B, and ML-236C, new inhibitors of cholesterogenesis produced by Penicillium citrinium. J Antibiot (Tokyo) 1976; 29: 1346-8.

[56] Scandinavian Simvastatin Survival Study Group. Randomised trial of cholesterol lowering in 4444 patients with coronary heart disease: the Scandinavian Simvastatin Survival Study (4S). Lancet 1994; 344: 1383-9.

[57] Collins R, Reith C, Emberson J, et al. Interpretation of the evidence for the efficacy and safety of statin therapy. Lancet 2016; 388: 2532-61.

[58] Grundy SM, Stone NJ, Bailey AL, et al. 2018 AHA/ACC/AACVPR/AAPA/ABC/ACPM/ADA/AGS/APhA/ASPC/NLA/PCNA Guideline on the Management of Blood Cholesterol: A Report of the American College of Cardiology/American Heart Association Task Force on Clinical Practice Guidelines. Circulation 2019; 139: e1082-e143.

[59] Roberts WC. The rule of 5 and the rule of 7 in lipid-lowering by statin drugs. Am J Cardiol 1997; 80: 106-7.

[60] Chasman DI, Giulianini F, MacFadyen J, et al. Genetic determinants of statin-induced low-density lipoprotein cholesterol reduction: the Justification for the Use of Statins in Prevention: an Intervention Trial Evaluating Rosuvastatin (JUPITER) trial. Circ Cardiovasc Genet 2012; 5: 257-64.

[61] Reiner Z. Resistance and intolerance to statins. Nutr Metab Cardiovasc Dis 2014; 24: 1057-66.

[62] Willeit P, Ridker PM, Nestel PJ, et al. Baseline and on-statin treatment lipoprotein(a) levels for prediction of cardiovascular events: individual patient-data meta-analysis of statin outcome trials. Lancet 2018; 392: 1311-20.

[63] Tsimikas S, Gordts P, Nora C, et al. Statin therapy increases lipoprotein(a) levels. Eur Heart J 2019; doi: 10.1093/eurheartj/ehz310.

[64] Sattar N, Preiss D, Murray HM, et al. Statins and risk of incident diabetes: a collaborative meta-analysis of randomised statin trials. Lancet 2010; 375: 735-42.

[65] Swerdlow DI, Preiss D, Kuchenbaecker KB, et al. HMG-coenzyme A reductase inhibition, type 2 diabetes, and bodyweight: evidence from genetic analysis and randomised trials. Lancet 2015; 385: 351-61.

[66] Hu M, Tomlinson B. Evaluation of the pharmacokinetics and drug interactions of the two recently developed statins, rosuvastatin and pitavastatin. Expert Opin Drug Metab Toxicol 2014; 10: 51-65.

[67] SEARCH Collaborative Group, Link E, Parish S, Armitage J, et al. SLCO1B1 Variants and Statin-Induced Myopathy – A Genomewide Study. N Engl J Med 2008; 359: 789-99.

[68] Awad K, Serban M-C, Penson P, et al. Effects of morning vs evening statin administration on lipid profile: A systematic review and meta-analysis. J Clin Lipidol 2017; 11: 972-85.e9.

[69] Rossebo AB, Pedersen TR, Boman K, et al. Intensive lipid lowering with simvastatin and ezetimibe in aortic stenosis. N Engl J Med 2008; 359: 1343-56.

[70] Baigent C, Landray MJ, Reith C, et al. The effects of lowering LDL cholesterol with simvastatin plus ezetimibe in patients with chronic kidney disease (Study of Heart and Renal Protection): a randomised placebo-controlled trial. Lancet 2011; 377: 2181-92.

[71] Conard SE, Bays HE, Leiter LA, et al. Efficacy and Safety of Ezetimibe Added on to Atorvastatin (20 mg) Versus Uptitration of Atorvastatin (to 40 mg) in Hypercholesterolemic Patients at Moderately High Risk for Coronary Heart Disease. Am J Cardiol 2008; 102: 1489-94.

[72] Leiter LA, Bays H, Conard S, et al. Efficacy and Safety of Ezetimibe Added on to Atorvastatin (40 mg) Compared With Uptitration of Atorvastatin (to 80 mg) in Hypercholesterolemic Patients at High Risk of Coronary Heart Disease. Am J Cardiol 2008; 102: 1495-501.

[73] Phan BA, Dayspring TD, Toth PP. Ezetimibe therapy: mechanism of action and clinical update. Vasc Health Risk Manag 2012; 8: 415-27.

[74] Pandor A, Ara RM, Tumur I, et al. Ezetimibe monotherapy for cholesterol lowering in 2,722 people: systematic review and meta-analysis of randomized controlled trials. J Intern Med 2009; 265: 568-80.

[75] Morrone D, Weintraub WS, Toth PP, et al. Lipid-altering efficacy of ezetimibe plus statin and statin monotherapy and identification of factors associated with treatment response: a pooled analysis of over 21,000 subjects from 27 clinical trials. Atherosclerosis 2012; 223: 251-61.

[76] Ballantyne CM, Banach M, Mancini GBJ, et al. Efficacy and safety of bempedoic acid added to ezetimibe in statin-intolerant patients with hypercholesterolemia: A randomized, placebo-controlled study. Atherosclerosis 2018; 277: 195-203.

[77] Fachinformation EZETROL® 10 mg Tabletten; Stand November 2018. MSD SHARP & DOHME GMBH, 85540 Haar; 2018.

[78] Pre-entry characteristics of participants in the Lipid Research Clinics' Coronary Primary Prevention Trial. J Chronic Dis 1983; 36: 467-79.

[79] The Lipid Research Clinics Coronary Primary Prevention Trial results. I. Reduction in incidence of coronary heart disease. JAMA 1984; 251: 351-64.

[80] The Lipid Research Clinics Coronary Primary Prevention Trial. Results of 6 years of post-trial follow-up. The Lipid Research Clinics Investigators. Arch Intern Med 1992; 152: 1399-410.

[81] Mazidi M, Rezaie P, Karimi E, et al. The effects of bile acid sequestrants on lipid profile and blood glucose concentrations: A systematic review and meta-analysis of randomized controlled trials. Int J Cardiol 2017; 227: 850-7.

[82] Abifadel M, Varret M, Rabes JP, et al. Mutations in PCSK9 cause autosomal dominant hypercholesterolemia. Nat Genet 2003; 34: 154-6.

[83] Brown MS, Goldstein JL. Receptor-mediated endocytosis: insights from the lipoprotein receptor system. Proc Natl Acad Sci U S A 1979; 76: 3330-7.

[84] Goldstein JL, Brown MS. The LDL receptor. Arterioscler Thromb Vasc Biol 2009; 29: 431-8.

[85] Qian YW, Schmidt RJ, Zhang Y, et al. Secreted PCSK9 downregulates low density lipoprotein receptor through receptor-mediated endocytosis. J Lipid Res 2007; 48: 1488-98.

[86] Horton JD, Cohen JC, Hobbs HH. PCSK9: a convertase that coordinates LDL catabolism. J Lipid Res 2009; 50 Suppl: S172-7.

[87] Chan JC, Piper DE, Cao Q, et al. A proprotein convertase subtilisin/kexin type 9 neutralizing antibody reduces serum cholesterol in mice and nonhuman primates. Proc Natl Acad Sci U S A 2009; 106: 9820-5.

[88] Steinberg D, Witztum JL. Inhibition of PCSK9: a powerful weapon for achieving ideal LDL cholesterol levels. Proc Natl Acad Sci U S A 2009; 106: 9546-7.

[89] Roth EM, Diller P. Alirocumab for hyperlipidemia: physiology of PCSK9 inhibition, pharmacodynamics and Phase I and II clinical trial results of a PCSK9 monoclonal antibody. Future Cardiol 2014; 10: 183-99.

[90] Koren MJ, Sabatine MS, Giugliano RP, et al. Long-Term Efficacy and Safety of Evolocumab in Patients With Hypercholesterolemia. J Am Coll Cardiol 2019; 74: 2132-46.

[91] Santos RD, Stein EA, Hovingh GK, et al. Long-Term Evolocumab in Patients With Familial Hypercholesterolemia. J Am Coll Cardiol 2020; 75: 565-74.

[92] Raal FJ, Honarpour N, Blom DJ, et al. Inhibition of PCSK9 with evolocumab in homozygous familial hypercholesterolaemia (TESLA Part B): a randomised, double-blind, placebo-controlled trial. Lancet 2015; 385: 341-50.

[93] Thedrez A, Blom DJ, Ramin-Mangata S, et al. Homozygous Familial Hypercholesterolemia Patients With Identical Mutations Variably Express the LDLR (Low-Density

Lipoprotein Receptor): Implications for the Efficacy of Evolocumab. Arterioscler Thromb Vasc Biol 2018; 38: 592-8.

[94] Giugliano RP, Mach F, Zavitz K, et al. Design and rationale of the EBBINGHAUS trial: A phase 3, double-blind, placebo-controlled, multicenter study to assess the effect of evolocumab on cognitive function in patients with clinically evident cardiovascular disease and receiving statin background lipid-lowering therapy – A cognitive study of patients enrolled in the FOURIER trial. Clin Cardiol 2017; 40: 59-65.

[95] Giugliano RP, Mach F, Zavitz K, et al. Cognitive Function in a Randomized Trial of Evolocumab. N Engl J Med 2017; 377: 633-43.

[96] Gemeinsamer Bundesausschuss. Arzneimittel-Richtlinie / Anlage III: Nummer 35a – Evolocumab. 2016.

[97] Pinkosky SL, Newton RS, Day EA, et al. Liver-specific ATP-citrate lyase inhibition by bempedoic acid decreases LDL-C and attenuates atherosclerosis. Nat Commun 2016; 7: 13457.

[98] Ference BA, Ray KK, Catapano AL, et al. Mendelian Randomization Study of ACLY and Cardiovascular Disease. N Engl J Med 2019; 380: 1033-42.

[99] Thompson PD, Rubino J, Janik MJ, et al. Use of ETC-1002 to treat hypercholesterolemia in patients with statin intolerance. J Clin Lipidol 2015; 9: 295-304.

[100] Ray KK, Bays HE, Catapano AL, et al. Safety and Efficacy of Bempedoic Acid to Reduce LDL Cholesterol. N Engl J Med 2019; 380: 1022-32.

[101] Banach M, Duell PB, Gotto A, et al. Abstract 12268: Efficacy of Bempedoic Acid: A Pooled Analysis of 4 Pivotal Phase 3 Clinical Trials. Circulation 2019; 140: A12268-A.

[102] Laufs U, Banach M, Mancini GBJ, et al. Efficacy and Safety of Bempedoic Acid in Patients With Hypercholesterolemia and Statin Intolerance. J Am Heart Assoc 2019; 8: e011662.

[103] Filippov S, Pinkosky SL, Lister RJ, et al. ETC-1002 regulates immune response, leukocyte homing, and adipose tissue inflammation via LKB1-dependent activation of macrophage AMPK. J Lipid Res 2013; 54: 2095-108.

[104] Pearson TA, Ballantyne CM, Veltri E, et al. Pooled analyses of effects on C-reactive protein and low density lipoprotein cholesterol in placebo-controlled trials of ezetimibe monotherapy or ezetimibe added to baseline statin therapy. Am J Cardiol 2009; 103: 369-74.

[105] Sahebkar A, Di Giosia P, Stamerra CA, et al. Effect of monoclonal antibodies to PCSK9 on high-sensitivity C-reactive protein levels: a meta-analysis of 16 randomized controlled treatment arms. Br J Clin Pharmacol 2016; 81: 1175-90.

[106] Ballantyne CM, Banach M, Catapano AL, et al. Safety profile of bempedoic acid: pooled analysis of 4 phase 3 clinical trials. Eur Heart J 2019; 40 Suppl. 1: P5364.

[107] Frick MH, Elo O, Haapa K, et al. Helsinki Heart Study: primary-prevention trial with gemfibrozil in middle-aged men with dyslipidemia. Safety of treatment, changes in risk factors, and incidence of coronary heart disease. N Engl J Med 1987; 317: 1237-45.

[108] Keene D, Price C, Shun-Shin MJ, et al. Effect on cardiovascular risk of high density lipoprotein targeted drug treatments niacin, fibrates, and CETP inhibitors: meta-analysis of randomised controlled trials including 117,411 patients. BMJ 2014; 349: g4379.

[109] Ip CK, Jin DM, Gao JJ, et al. Effects of add-on lipid-modifying therapy on top of background statin treatment on major cardiovascular events: A meta-analysis of randomized controlled trials. Int J Cardiol 2015; 191: 138-48.

[110] Graham DJ, Staffa JA, Shatin D, et al. Incidence of hospitalized rhabdomyolysis in patients treated with lipid-lowering drugs. JAMA 2004; 292: 2585-90.

[111] Davidson MH, Armani A, McKenney JM, et al. Safety considerations with fibrate therapy. Am J Cardiol 2007; 99: 3C-18C.

[112] Aung T, Halsey J, Kromhout D, et al. Associations of omega-3 fatty acid supplement use with cardiovascular disease risks: Meta-analysis of 10 trials involving 77 917 individuals. JAMA Cardiology 2018; 3: 225-34.

[113] Abdelhamid AS, Brown TJ, Brainard JS, et al. Omega-3 fatty acids for the primary and secondary prevention of cardiovascular disease. Cochrane Database Syst Rev 2018; 11: CD003177.

[114] Bowman L, Mafham M, Wallendszus K, et al. Effects of n-3 Fatty Acid Supplements in Diabetes Mellitus. N Engl J Med 2018; 379: 1540-50.

[115] Manson JE, Cook NR, Lee IM, et al. Marine n-3 Fatty Acids and Prevention of Cardiovascular Disease and Cancer. N Engl J Med 2019; 380: 23-32.

[116] Jaeger BR, Richter Y, Nagel D, et al. Longitudinal cohort study on the effectiveness of lipid apheresis treatment to reduce high lipoprotein(a) levels and prevent major adverse coronary events. Nat Clin Pract Cardiovasc Med 2009; 6: 229-39.

[117] Leebmann J, Roeseler E, Julius U, et al. Lipoprotein apheresis in patients with maximally tolerated lipid-lowering therapy, lipoprotein(a)-hyperlipoproteinemia, and progressive cardiovascular disease: prospective observational multicenter study. Circulation 2013; 128: 2567-76.

[118] Roeseler E, Julius U, Heigl F, et al. Lipoprotein Apheresis for Lipoprotein(a)-Associated Cardiovascular Disease: Prospective 5 Years of Follow-Up and Apolipoprotein(a) Characterization. Arterioscler Thromb Vasc Biol 2016; 36: 2019-27.

[119] Schettler VJJ, Neumann CL, Peter C, et al. Lipoprotein apheresis is an optimal therapeutic option to reduce increased Lp(a) levels. Clin Res Cardiol Suppl 2019; 14: 33-8.

[120] O'Donoghue ML, Fazio S, Giugliano RP, et al. Lipoprotein(a), PCSK9 Inhibition and Cardiovascular Risk: Insights from the FOURIER Trial. Circulation 2019; 139: 1483-92.

[121] Bosch T, Lennertz A, Schenzle D, et al. Direct adsorption of low-density lipoprotein and lipoprotein(a) from whole blood: results of the first clinical long-term multicenter study using DALI apheresis. J Clin Apher 2002; 17: 161-9.

[122] Grützmacher P, Kleinert C. Lipid apheresis techniques: current status in Germany. Clin Res Cardiol Suppl 2012; 7: 20-3.

[123] Fitzgerald K, Frank-Kamenetsky M, Shulga-Morskaya S, et al. Effect of an RNA interference drug on the synthesis of proprotein convertase subtilisin/kexin type 9 (PCSK9)

and the concentration of serum LDL cholesterol in healthy volunteers: a randomised, single-blind, placebo-controlled, phase 1 trial. Lancet 2014; 383: 60-8.

[124] Ray KK, Landmesser U, Leiter LA, et al. Inclisiran in Patients at High Cardiovascular Risk with Elevated LDL Cholesterol. N Engl J Med 2017; 376: 1430-40.

[125] Raal FJ. ORION-9: Inclisiran for heterozygous familial hypercholesterolemia. Vortrag Scientific Sessions AHA 2019, November 18, 2019. Philadelphia, PA.

[126] Bauer M. Specific Active Immunotherapy (SAIT) against PCSK9 is safe and lowers circulating LDL-C in humans. Vortrag Congress of the European Society of Cardiology 2018; Munich.

[127] Landlinger C, Pouwer MG, Juno C, et al. The AT04 A vaccine against proprotein convertase subtilisin/kexin type 9 reduces total cholesterol, vascular inflammation, and atherosclerosis in APOE*3Leiden.CETP mice. Eur Heart J 2017; 38: 2499-507.

[128] Tsimikas S, Fazio S, Ferdinand KC, et al. NHLBI Working Group Recommendations to Reduce Lipoprotein(a)-Mediated Risk of Cardiovascular Disease and Aortic Stenosis. J Am Coll Cardiol 2018; 71: 177-92.

[129] Investigators A-H, Boden WE, Probstfield JL, et al. Niacin in patients with low HDL cholesterol levels receiving intensive statin therapy. N Engl J Med 2011; 365: 2255-67.

[130] Group H-TC, Landray MJ, Haynes R, et al. Effects of extended-release niacin with laropiprant in high-risk patients. N Engl J Med 2014; 371: 203-12.

[131] Group HTRC, Bowman L, Hopewell JC, et al. Effects of Anacetrapib in Patients with Atherosclerotic Vascular Disease. N Engl J Med 2017; 377: 1217-27.

[132] Gaudet D, Watts GF, Robinson JG, et al. Effect of Alirocumab on Lipoprotein(a) Over ≥ 1.5 Years (from the Phase 3 ODYSSEY Program). Am J Cardiol 2017; 119: 40-6.

[133] Santos RD, Raal FJ, Catapano AL, et al. Mipomersen, an antisense oligonucleotide to apolipoprotein B-100, reduces lipoprotein(a) in various populations with hypercholesterolemia: results of 4 phase III trials. Arterioscler Thromb Vasc Biol 2015; 35: 689-99.

[134] Panta R, Dahal K, Kunwar S. Efficacy and safety of mipomersen in treatment of dyslipidemia: a meta-analysis of randomized controlled trials. J Clin Lipidol 2015; 9: 217-25.

[135] Reeskamp LF, Kastelein JJP, Moriarty PM, et al. Safety and efficacy of mipomersen in patients with heterozygous familial hypercholesterolemia. Atherosclerosis 2019; 280: 109-17.

[136] Graham MJ, Viney N, Crooke RM, et al. Antisense inhibition of apolipoprotein (a) to lower plasma lipoprotein (a) levels in humans. J Lipid Res 2016; 57: 340-51.

[137] Viney NJ, van Capelleveen JC, Geary RS, et al. Antisense oligonucleotides targeting apolipoprotein(a) in people with raised lipoprotein(a): two randomised, double-blind, placebo-controlled, dose-ranging trials. Lancet 2016; 388: 2239-53.

[138] Bruckert E, Hayem G, Dejager S, et al. Mild to moderate muscular symptoms with high-dosage statin therapy in hyperlipidemic patients – the PRIMO study. Cardiovasc Drugs Ther 2005; 19: 403-14.

[139] Armitage J. The safety of statins in clinical practice. Lancet 2007; 370: 1781-90.

[140] Laufs U, Scharnagl H, Halle M, et al. Behandlungsoptionen bei Statin-assoziierten Muskelbeschwerden. Dtsch Arztebl International 2015; 112: 748-55.

[141] Law M, Rudnicka AR. Statin safety: a systematic review. Am J Cardiol 2006; 97: 52C-60C.

[142] Zhang H, Plutzky J, Skentzos S, et al. Discontinuation of statins in routine care settings: a cohort study. Ann Intern Med 2013; 158: 526-34.

[143] Qu H, Guo M, Chai H, et al. Effects of Coenzyme Q10 on Statin-Induced Myopathy: An Updated Meta-Analysis of Randomized Controlled Trials. J Am Heart Assoc 2018; 7: e009835.

[144] Kamal-Bahl SJ, Burke T, Watson D, et al. Discontinuation of lipid modifying drugs among commercially insured United States patients in recent clinical practice. Am J Cardiol 2007; 99: 530-4.

[145] Colantonio LD, Huang L, Monda KL, et al. Adherence to High-Intensity Statins Following a Myocardial Infarction Hospitalization Among Medicare Beneficiaries. JAMA Cardiology 2017; 2: 890-5.

[146] Nielsen SF, Nordestgaard BG. Negative statin-related news stories decrease statin persistence and increase myocardial infarction and cardiovascular mortality: a nationwide prospective cohort study. Eur Heart J 2016; 37: 908-16.

[147] Penning-van Beest FJ, Termorshuizen F, Goettsch WG, et al. Adherence to evidence-based statin guidelines reduces the risk of hospitalizations for acute myocardial infarction by 40 %: a cohort study. Eur Heart J 2007; 28: 154-9.

[148] Rasmussen JN, Chong A, Alter DA. Relationship between adherence to evidence-based pharmacotherapy and long-term mortality after acute myocardial infarction. JAMA 2007; 297: 177-86.

[149] Shalev V, Chodick G, Silber H, et al. Continuation of statin treatment and all-cause mortality: A population-based cohort study. Arch Intern Med 2009; 169: 260-8.

[150] Laufs U, Böhm M, Kroemer HK, et al. [Strategies to improve medication adherence]. Dtsch Med Wochenschr 2011; 136: 1616-21.

[151] Defesche JC, Gidding SS, Harada-Shiba M, et al. Familial hypercholesterolaemia. Nat Rev Dis Primers 2017; 3: 17093.

[152] Bello-Chavolla OY, Kuri-Garcia A, Rios-Rios M, et al. Familial Combined Hyperlipidemia: Current Knowledge, Perspectives, and Controversies. Rev Invest Clin 2018; 70: 224-36.

[153] Santos RD, Gidding SS, Hegele RA, et al. Defining severe familial hypercholesterolaemia and the implications for clinical management: a consensus statement from the International Atherosclerosis Society Severe Familial Hypercholesterolemia Panel. Lancet Diabetes & Endocrinol 2016; 4: 850-61.

[154] Wald DS, Bestwick JP, Morris JK, et al. Child-Parent Familial Hypercholesterolemia Screening in Primary Care. N Engl J Med 2016; 375: 1628-37.

[155] Ogura M. PCSK9 inhibition in the management of familial hypercholesterolemia. J Cardiol 2018; 71: 1-7.

[156] Cuchel M, Bruckert E, Ginsberg HN, et al. Homozygous familial hypercholesterolaemia: new insights and guidance for clinicians to improve detection and clinical management. A position paper from the Consensus Panel on Familial Hypercholesterolaemia of the European Atherosclerosis Society. Eur Heart J 2014; 35: 2146-57.

[157] Wiegman A, Gidding SS, Watts GF, et al. Familial hypercholesterolaemia in children and adolescents: gaining decades of life by optimizing detection and treatment. Eur Heart J 2015; 36: 2425-37.

[158] Luirink IK, Wiegman A, Kusters DM, et al. 20-Year Follow-up of Statins in Children with Familial Hypercholesterolemia. N Engl J Med 2019; 381: 1547-56.

[159] Sniderman A, Couture P, de Graaf J. Diagnosis and treatment of apolipoprotein B dyslipoproteinemias. Nat Rev Endocrinol 2010; 6: 335-46.

[160] Ganda OP, Bhatt DL, Mason RP, et al. Unmet Need for Adjunctive Dyslipidemia Therapy in Hypertriglyceridemia Management. J Am Coll Cardiol 2018; 72: 330-43.

[161] Reiner Z. Hypertriglyceridaemia and risk of coronary artery disease. Nat Rev Cardiol 2017; 14: 401-11.

[162] Welty FK. Hypobetalipoproteinemia and abetalipoproteinemia. Curr Opin Lipidol 2014; 25: 161-8.

[163] Keech A, Simes RJ, Barter P et al. Effects of long-term fenofibrate therapy on cardiovascular events in 9795 people with type 2 diabetes mellitus (the FIELD study): randomised controlled trial. Lancet 2005; 366: 1849-61.

[164] Ginsberg HN, Elam MB, Lovato LC et al. Effects of Combination Lipid Therapy in Type 2 Diabetes Mellitus. N Engl J Med 2010; 362: 1563-74.

[165] Shufelt CL, Bairey Merz CN. Contraceptive hormone use and cardiovascular disease. J Am Coll Cardiol 2009; 53: 221-31.

[166] Wood D, De Backer G, Faergeman O et al. Prevention of coronary heart disease in clinical practice. Eur Heart J 1998; 19: 1434-503.

[167] Giral P, Neumann A, Weill A, et al. Cardiovascular effect of discontinuing statins for primary prevention at the age of 75 years: a nationwide population-based cohort study in France. Eur Heart J 2019; 40: 3516-25.

[168] Rawshani A, Rawshani A, Franzen S, et al. Mortality and Cardiovascular Disease in Type 1 and Type 2 Diabetes. N Engl J Med 2017; 376: 1407-18.

[169] Targher G, Lonardo A, Byrne CD. Nonalcoholic fatty liver disease and chronic vascular complications of diabetes mellitus. Nat Rev Endocrinol 2018; 14: 99-114.

[170] Taskinen MR, Boren J. New insights into the pathophysiology of dyslipidemia in type 2 diabetes. Atherosclerosis 2015; 239: 483-95.

[171] Kearney PM, Blackwell L, Collins R, et al. Efficacy of cholesterol-lowering therapy in 18 686 people with diabetes in 14 randomised trials of statins: a meta-analysis. Lancet 2008; 371: 117-25.

[172] Giugliano RP, Cannon CP, Blazing MA, et al. Benefit of Adding Ezetimibe to Statin Therapy on Cardiovascular Outcomes and Safety in Patients With Versus Without

Diabetes Mellitus: Results From IMPROVE-IT (Improved Reduction of Outcomes: Vytorin Efficacy International Trial). Circulation 2018; 137: 1571-82.

[173] Kureshi F, Kennedy KF, Jones PG, et al. Association Between Cardiac Rehabilitation Participation and Health Status Outcomes After Acute Myocardial Infarction. JAMA Cardiol 2016; 1: 980-8.

[174] Gitt AK, Lautsch D, Ferrieres J, et al. Cholesterol target value attainment and lipid-lowering therapy in patients with stable or acute coronary heart disease: Results from the Dyslipidemia International Study II. Atherosclerosis 2017; 266: 158-66.

[175] Szummer K, Wallentin L, Lindhagen L, et al. Improved outcomes in patients with ST-elevation myocardial infarction during the last 20 years are related to implementation of evidence-based treatments: experiences from the SWEDEHEART registry 1995-2014. Eur Heart J 2017; 38: 3056-65.

[176] Ray KK, Cannon CP, McCabe CH, et al. Early and late benefits of high-dose atorvastatin in patients with acute coronary syndromes: results from the PROVE IT-TIMI 22 trial. J Am Coll Cardiol 2005; 46: 1405-10.

[177] Navarese EP, Kowalewski M, Andreotti F, et al. Meta-analysis of time-related benefits of statin therapy in patients with acute coronary syndrome undergoing percutaneous coronary intervention. Am J Cardiol 2014; 113: 1753-64.

[178] Berwanger O, de Barros ESPGM, Dall Orto FTC, et al. Rationale and design of the Statins Evaluation in Coronary procedUres and Revascularization: The SECURE-PCI Trial. Am Heart J 2018; 198: 129-34.

[179] Berwanger O, Santucci EV, de Barros ESPGM, et al. Effect of Loading Dose of Atorvastatin Prior to Planned Percutaneous Coronary Intervention on Major Adverse Cardiovascular Events in Acute Coronary Syndrome: The SECURE-PCI Randomized Clinical Trial. JAMA 2018; 319: 1331-40.

[180] Bohula EA, Giugliano RP, Cannon CP, et al. Achievement of dual low-density lipoprotein cholesterol and high-sensitivity C-reactive protein targets more frequent with the addition of ezetimibe to simvastatin and associated with better outcomes in IMPROVE-IT. Circulation 2015; 132: 1224-33.

[181] Murphy SA, Cannon CP, Blazing MA, et al. Reduction in Total Cardiovascular Events With Ezetimibe/Simvastatin Post-Acute Coronary Syndrome: The IMPROVE-IT Trial. J Am Coll Cardiol 2016; 67: 353-61.

[182] Kato ET, Cannon CP, Blazing MA, et al. Efficacy and Safety of Adding Ezetimibe to Statin Therapy Among Women and Men: Insight From IMPROVE-IT (Improved Reduction of Outcomes: Vytorin Efficacy International Trial). J Am Heart Assoc 2017; 6: pii: e006901.

[183] Pokharel Y, Chinnakondepalli K, Vilain K, et al. Impact of Ezetimibe on the Rate of Cardiovascular-Related Hospitalizations and Associated Costs Among Patients With a Recent Acute Coronary Syndrome: Results From the IMPROVE-IT Trial (Improved Reduction of Outcomes: Vytorin Efficacy International Trial). Circ Cardiovasc Qual Outcomes 2017; 10: e003201.

[184] Koskinas KC, Windecker S, Pedrazzini G, et al. Evolocumab for Early Reduction of LDL Cholesterol Levels in Patients With Acute Coronary Syndromes (EVOPACS). J Am Coll Cardiol 2019; 74: 2452-62.

[185] Barter PJ, Caulfield M, Eriksson M et al. Effects of Torcetrapib in Patients at High Risk for Coronary Events. N Engl J Med 2007; 357: 2109-22.

[186] Schwartz GG, Olsson AG, Abt M et al. Effects of dalcetrapib in patients with a recent acute coronary syndrome. N Engl J Med 2012; 367: 2089-99.

[187] Lincoff AM, Nicholls SJ, Riesmeyer JS, et al. Evacetrapib and Cardiovascular Outcomes in High-Risk Vascular Disease. N Engl J Med 2017; 376: 1933-42.

[188] Patti G, Cannon CP, Murphy SA, et al. Clinical benefit of statin pretreatment in patients undergoing percutaneous coronary intervention: a collaborative patient-level meta-analysis of 13 randomized studies. Circulation 2011; 123: 1622-32.

[189] Navarese EP, Gurbel PA, Andreotti F, et al. Prevention of contrast-induced acute kidney injury in patients undergoing cardiovascular procedures-a systematic review and network meta-analysis. PLoS One 2017; 12: e0168726.

[190] Aboyans V, Ricco JB, Bartelink MEL, et al. 2017 ESC Guidelines on the Diagnosis and Treatment of Peripheral Arterial Diseases, in collaboration with the European Society for Vascular Surgery (ESVS): Document covering atherosclerotic disease of extracranial carotid and vertebral, mesenteric, renal, upper and lower extremity arteriesEndorsed by: the European Stroke Organization (ESO) The Task Force for the Diagnosis and Treatment of Peripheral Arterial Diseases of the European Society of Cardiology (ESC) and of the European Society for Vascular Surgery (ESVS). Eur Heart J 2018; 39: 763-816.

[191] Aung PP, Maxwell HG, Jepson RG, et al. Lipid-lowering for peripheral arterial disease of the lower limb. Cochrane Database Syst Rev 2007: CD000123.

[192] Amarenco P, Kim JS, Labreuche J, et al. A Comparison of Two LDL Cholesterol Targets after Ischemic Stroke. N Engl J Med 2020; 382: 9-19.

[193] Amarenco P, Labreuche J. Lipid management in the prevention of stroke: review and updated meta-analysis of statins for stroke prevention. Lancet Neurol 2009; 8: 453-63.

[194] Hackam DG, Wu F, Li P, et al. Statins and renovascular disease in the elderly: a population-based cohort study. Eur Heart J 2011; 32: 598-610.

[195] Amarenco P, Bogousslavsky J, Callahan A, 3rd, et al. High-dose atorvastatin after stroke or transient ischemic attack. N Engl J Med 2006; 355: 549-59.

[196] Amarenco P, Goldstein LB, Szarek M, et al. Effects of intense low-density lipoprotein cholesterol reduction in patients with stroke or transient ischemic attack: the Stroke Prevention by Aggressive Reduction in Cholesterol Levels (SPARCL) trial. Stroke 2007; 38: 3198-204.

[197] Kjekshus J, Pedersen TR, Olsson AG, et al. The effects of simvastatin on the incidence of heart failure in patients with coronary heart disease. J Card Fail 1997; 3: 249-54.

[198] Long-Term Intervention with Pravastatin in Ischaemic Disease (LIPID) Study Group. Prevention of cardiovascular events and death with pravastatin in patients with coro-

nary heart disease and a broad range of initial cholesterol levels. N Engl J Med 1998; 339: 1349-57.

[199] Preiss D, Campbell RT, Murray HM, et al. The effect of statin therapy on heart failure events: a collaborative meta-analysis of unpublished data from major randomized trials. Eur Heart J 2015; 36: 1536-46.

[200] GISSI-HF investigators. Effect of rosuvastatin in patients with chronic heart failure (the GISSI-HF trial): a randomised, double-blind, placebo-controlled trial. Lancet 2008; 372: 1231-9.

[201] Rogers JK, Jhund PS, Perez AC, et al. Effect of rosuvastatin on repeat heart failure hospitalizations: the CORONA Trial (Controlled Rosuvastatin Multinational Trial in Heart Failure). JACC Heart Fail 2014; 2: 289-97.

[202] GISSI-HF investigators. Effect of n-3 polyunsaturated fatty acids in patients with chronic heart failure (the GISSI-HF trial): a randomised, double-blind, placebo-controlled trial. Lancet 2008; 372: 1223-30.

[203] Smith JG, Luk K, Schulz CA, et al. Association of low-density lipoprotein cholesterol-related genetic variants with aortic valve calcium and incident aortic stenosis. JAMA 2014; 312: 1764-71.

[204] Tsimikas S. A Test in Context: Lipoprotein(a): Diagnosis, Prognosis, Controversies, and Emerging Therapies. J Am Coll Cardiol 2017; 69: 692-711.

[205] Novaro GM, Tiong IY, Pearce GL, et al. Effect of Hydroxymethylglutaryl Coenzyme A Reductase Inhibitors on the Progression of Calcific Aortic Stenosis. Circulation 2001; 104: 2205-9.

[206] Cowell SJ, Newby DE, Prescott RJ, et al. A Randomized Trial of Intensive Lipid-Lowering Therapy in Calcific Aortic Stenosis. N Engl J Med 2005; 352: 2389-97.

[207] Chan KL, Teo K, Dumesnil JG, et al. Effect of Lipid lowering with rosuvastatin on progression of aortic stenosis: results of the aortic stenosis progression observation: measuring effects of rosuvastatin (ASTRONOMER) trial. Circulation 2010; 121: 306-14.

[208] Huded CP, Benck LR, Stone NJ, et al. Relation of Intensity of Statin Therapy and Outcomes After Transcatheter Aortic Valve Replacement. Am J Cardiol 2017; 119: 1832-8.

[209] Milin AC, Vorobiof G, Aksoy O, et al. Insights into aortic sclerosis and its relationship with coronary artery disease. J Am Heart Assoc 2014; 3: e001111.

[210] Wanner C, Krane V, März W, et al. Atorvastatin in Patients with Type 2 Diabetes Mellitus Undergoing Hemodialysis. N Engl J Med 2005; 353: 238-48.

[211] Fellström B, Jardine A, Schmieder R, et al. Rosuvastatin and Cardiovascular Events in Patients Undergoing Hemodialysis. N Engl J Med 2009; 360: 1395-407.

[212] Bamgbola O. Metabolic consequences of modern immunosuppressive agents in solid organ transplantation. Ther Adv Endocrinol Metab 2016; 7: 110-27.

[213] Page RL, 2nd, Miller GG, Lindenfeld J. Drug therapy in the heart transplant recipient: part IV: drug-drug interactions. Circulation 2005; 111: 230-9.

[214] Palmer SC, Navaneethan SD, Craig JC, et al. HMG CoA reductase inhibitors (statins) for kidney transplant recipients. Cochrane Database Syst Rev 2014: CD005019.

[215] Shaw SM, Chaggar P, Ritchie J, et al. The efficacy and tolerability of ezetimibe in cardiac transplant recipients taking cyclosporin. Transplantation 2009; 87: 771-5.

[216] Bäck M, Yurdagul A Jr., Tabas I, et al. Inflammation and its resolution in atherosclerosis: mediators and therapeutic opportunities. Nat Rev Cardiol 2019; 16: 389-406.

[217] Toldo S, Abbate A. The NLRP3 inflammasome in acute myocardial infarction. Nat Rev Cardiol 2018; 15: 203-14.

[218] Ridker PM, Cannon CP, Morrow D, et al. C-Reactive Protein Levels and Outcomes after Statin Therapy. N Engl J Med 2005; 352: 20-8.

[219] Ridker PM, Howard CP, Walter V, et al. Effects of interleukin-1beta inhibition with canakinumab on hemoglobin A1c, lipids, C-reactive protein, interleukin-6, and fibrinogen: a phase IIb randomized, placebo-controlled trial. Circulation 2012; 126: 2739-48.

[220] Ridker PM, Everett BM, Thuren T, et al. Antiinflammatory Therapy with Canakinumab for Atherosclerotic Disease. N Engl J Med 2017; 377: 1119-31.

[221] Ridker PM, Everett BM, Pradhan A, et al. Low-Dose Methotrexate for the Prevention of Atherosclerotic Events. N Engl J Med 2019; 380: 752-62.

[222] Ridker PM, MacFadyen JG, Thuren T, et al. Effect of interleukin-1β inhibition with canakinumab on incident lung cancer in patients with atherosclerosis: exploratory results from a randomised, double-blind, placebo-controlled trial. Lancet 2017; 390: 1833-42.

[223] Tardif JC, Kouz S, Waters DD, et al. Efficacy and Safety of Low-Dose Colchicine after Myocardial Infarction. N Engl J Med 2019; 381: 2497-505.

[224] Jaiswal S, Natarajan P, Silver AJ, et al. Clonal Hematopoiesis and Risk of Atherosclerotic Cardiovascular Disease. N Engl J Med 2017; 377: 111-21.

[225] José J., Fuster SM, María A. Zuriaga, Maya N. Polackal, Allison C. Ostriker, Raja Chakraborty, Chia-Ling Wu, Soichi Sano, Sujatha Muralidharan, Cristina Rius, Jacqueline Vuong, Sophia Jacob, Varsha Muralidhar, Avril A. B. Robertson, Matthew A. Cooper, Vicente Andrés, Karen K. Hirschi, Kathleen A. Martin, Kenneth Walsh. Clonal hematopoiesis associated with TET2 deficiency accelerates atherosclerosis development in mice. Science 2017; 355: 842-7.

Lifestyle 30 ff.
Lipidapherese 56 ff.
Lipide 25 ff.
Lipoprotein(a) 29, 59 f.
Lipoproteine 25, 27 ff., 59 ff., 71 f.
Lovastatin 38

M

Monacolin K 32
Muskelbeschwerden 63 ff.
Mutationen 12 f.

N

Nebenwirkungen 63 f., 73
Niereninsuffizienz 78 f.

O

ODYSSEY-Studie 48 f.
Omega-3-Fettsäuren 55 f.
Organtransplantation 79

P

PCSK-9-Hemmer 23, 45 ff., 76
- Wirksamkeit 47 f.
Periphere arterielle Verschlusskrankheit 76 f.
p-Glycoprotein 41
Pitavastatin 38
Plasmaaustausch 56 ff.
Präzisionslipidologie 11
Primärprävention 72

R

REDUCE-IT-Studie 55 f.
Resorptionshemmer 42 ff.
Risikoabschätzung 16 ff., 29, 36
Risikofaktoren 14 f., 59 f.
Risikokategorien 20
Rosuvastatin 38
Rotschimmelreis 32

S

Schlaganfall 77 f.
SCORE-System 16 ff., 24, 29
SEARCH-Studie 41
Sekundärprävention 72
Senioren 72
SHARP-Studie 43
Simvastatin 35 f., 38
SPARCL-Studie 77
4-S-Studie 35 f.
Statin-assoziierte Muskel-Symptome 63 f.
Statine 23, 33 ff.
- Metaboliserung 41
- Nebenwirkungen 63 f., 73
- Pharmakokinetik 39 ff.
- Vergleich 38
- Wirkorte 34
- Wirksamkeit 35 f.

T

Therapieziele 21
Totalcholesterin 29
Triglyceride 29, 58, 74

V

VITAL-Studie 56